婴幼儿睡眠

百科全书

解决0~6岁宝宝的睡眠问题

刘艳华◎编著

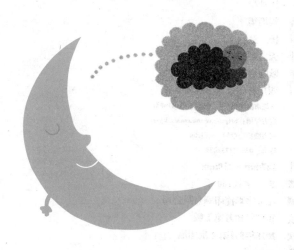

四川科学技术出版社

图书在版编目（CIP）数据

婴幼儿睡眠百科全书 / 刘艳华编著. -- 成都：四
川科学技术出版社, 2017.8（2018.5重印）
ISBN 978-7-5364-8770-3

Ⅰ.①婴… Ⅱ.①刘… Ⅲ.①婴幼儿－睡眠－基本知
识 Ⅳ.①R174

中国版本图书馆CIP数据核字(2017)第205002号

婴幼儿睡眠百科全书

YINGYOUER SHUIMIAN BAIKEQUANSHU

出 品 人　钱丹凝

编　　著　刘艳华

责任编辑　梅　红

封面设计　天之赋

责任出版　欧晓春

出版发行　**四川科学技术出版社**

　　　　　成都市槐树街2号　邮政编码 610031

　　　　　官方微博：http://e.weibo.com/sckjcbs

　　　　　官方微信公众号：sckjcbs

　　　　　传真：028-87734039

成品尺寸　**147mm×210mm**

印　　张　8　字数160千

印　　刷　北京盛彩捷印刷有限公司

版　　次　2017年10月第1版

印　　次　2018年5月第4次印刷

定　　价　39.00元

ISBN 978-7-5364-8770-3

邮购：四川省成都市槐树街2号　邮政编码：610031

电话：028-87734035

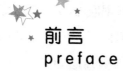

前言
preface

"为什么我的孩子睡觉总不老实？"

"他哪来的那么多的精力？看上去好像永远都不会累。"

或许你还能想起他婴儿时的样子，当你摇着把他哄睡时，是不是觉得心都被爱融化了？然后在接下来的整个晚上，他几乎每隔一个小时就要醒来一次，除非在你的怀抱里才能眯上一段时间，你对此却束手无策。

你是多么希望你的孩子能够安静下来，哪怕只是片刻时间……

为人父母是人生中妙不可言的一次经历，但是，如果孩子的睡眠质量不好，就会令人心力交瘁、倍感压力。事实上，不只襁褓期的宝宝有睡眠问题，1/3的学步儿会在睡前哭闹，一半的学步儿每天晚上会醒来一次，甚至更多次！结果，你可能天天被这个小家伙折腾得筋疲力尽，深受争吵、疾病、焦虑，甚至抑郁之苦。

但是，可以放心的是，有一些切实可行的方法，可以在短短的几天时间内帮助你解决孩子的大部分睡眠问题。或许更美好的是，这些方法不仅从一开始就能避免睡眠问题的出现，让你的孩子整晚好眠，还能让他变得更加有耐心，更加愿意合作。

本书所探讨的睡眠问题大部分都很常见，同时也让父母们重新认识了那些曾经被误解（或是忽视）的婴幼儿睡眠问题，比如说：

孩子们只有在绝对安静的环境下才能睡个好觉——错！

肚子胀气更容易让孩子们半夜醒来，并且烦躁不安——错！

让孩子哭个够，是培养睡眠习惯的最好方法——错！

本书旨在用全新的育儿理念与方法取代这些错误观念，进而改善孩子的睡眠状况。相较于传统的育儿法，本书分享了许多温和有效的方法，你会了解到：

把喝奶睡着的宝宝叫醒可以改善他们的睡眠；

怎样做能让你的宝宝多睡一个小时或是更长时间；

白天小睡与夜晚睡眠一样，对孩子也很重要；

入睡是一种可以学习的能力；

如何应对婴儿尿床、打鼾、夜惊及其他更多的问题。

每个家庭都自有一套睡眠方式，然而，孩子能否健康成长乃至能取得什么样的成就，都植根于早期的良好睡眠习惯。

　　因此，父母最应该做的，就是培养宝宝正确的睡眠习惯。与此同时，预防不良睡眠模式的形成也是所有父母都应该做的事情，而且越早越好。

　　让每个孩子都能睡好觉就是本书的宗旨。当您翻阅这本书时，会喜欢上它的实用性和易操作性。只要您能将书中讲的方法合理运用到日常生活中，就能快速解决孩子的睡眠问题，满足您和孩子的需要。而且，针对孩子不同的睡眠问题，我们不止提出一种解决方法，您可以从中找出最适合您孩子的方法。

　　最后，祝福您和您的孩子都能好好睡觉！

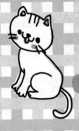

婴幼儿睡眠百科全书

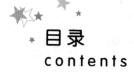

目录
contents

睡眠对宝宝来说有多重要

健康的睡眠习惯如何养成

PART3

每个孩子都能好好睡觉

PART 1
睡眠对宝宝来说有多重要

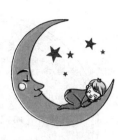

第一章
一起来了解宝宝的睡眠

所谓的 "睡眠" 究竟是什么

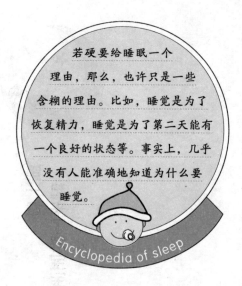

若硬要给睡眠一个理由，那么，也许只是一些含糊的理由。比如，睡觉是为了恢复精力，睡觉是为了第二天能有一个良好的状态等。事实上，几乎没有人能准确地知道为什么要睡觉。

Encyclopedia of sleep

"睡眠" 究竟是什么

如果你听到这个问题，可能会感到很好笑，因为睡觉是再正常不过的行为了。任何人到了特定时间都会感到困倦，那就意味着到了应该睡觉的时间。睡觉对于人类和动物来说是一样的，没有任何差别。换句话说，睡觉是生物的本能，不管是大动物还是小动物——从苍蝇到鲸鱼——都会蜷起身子睡觉。大象只需要睡4个小时，绵羊每天睡8个小时左右，狮子则会打上20个小时的盹儿。小鸟要睡觉，蜜蜂也要睡觉，就连植物都要睡觉呢。

人类为什么需要睡觉

人类为什么需要睡觉呢？主要有以下几点原因：

（1）睡眠可以让我们补充能量。睡眠能恢复大脑的警觉性和身体的精力。

（2）睡眠能改善我们的健康状况。就像神奇的维生素，睡眠能强化我们的抗感染细胞（这就是青少年变成夜猫子后爱生病的原因），能防止抑郁，能降低一半患心脏疾病的概率，能减少肥胖，甚至能预防癌症。（俄亥俄州的学者们发现，每晚睡眠不足6个小时的人，与睡眠多于7个小时的人相比，罹患早期结肠癌的概率高了50%。）

（3）睡眠可以让我们的大脑及身体重新得到调整，并为新的一天的到来做好准备。当一个人处于睡眠状态时，大脑会重放当天的事件；新的体验会跟往事对比，然后记忆得以调整，并且很好地"归档"以备后用。可以这么说，一个人睡着以后，其实大脑并没有休息，只不过是换了一种工作方式而已。

这种记忆重组能力可以让我们产生新的想法。难怪人们一遇到麻烦或困扰时总会说"先睡一觉吧"或"明天一早起来，就都会好了"。这并不是说睡眠会让事情变得明朗，而是睡眠可以让琐碎的记忆消失，使新的解决方法涌现出来，并在我们清醒的意识中生根发芽。

更重要的是，处于生长发育阶段的孩子，其大脑还在发育，若是能保证睡眠充足，孩子将会变得更加专注，其性情也会变得更加平和。

按正常生物钟作息到底有多重要

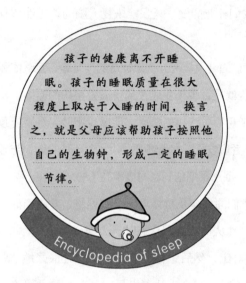

孩子的健康离不开睡眠。孩子的睡眠质量在很大程度上取决于入睡的时间，换言之，就是父母应该帮助孩子按照他自己的生物钟，形成一定的睡眠节律。

Encyclopedia of sleep

生物钟——不可违背的生物节律

正如你所了解的那样，万事万物都有其特定的规律。花儿在清晨开放，在夜晚收起花瓣；大树在每年秋天落下树叶，在春天长出新芽；小熊每年冬天冬眠，等到天气变暖才苏醒过来。

人类每时每刻也都遵循着一定的节律进行周期性变化，包括睡眠和觉醒的周期、体内激素分泌、新陈代谢、体温调节等多种生理行为，这个生命节律就是我们常说的"生物钟"。

大脑的内在生物钟通过清醒和睡眠和谐地控制着我们的身体，它让我们随着清晨的阳光醒来，夜晚再把我们送入梦乡。人的生物钟一旦紊乱，就容易产生不适和疾病。对婴幼儿的生长发育来说，同样如此。

让睡眠与生物钟保持同步

尽管父母常常担心孩子的睡眠，但有时却又会不自觉地破坏了孩子的睡眠，甚至这种破坏就来自父母的担心。比如，虽然父母都希望孩子能健康地成长，但他们自己繁忙的日程安排和一些家庭决策很可能会影响孩子的睡眠。大多数父母往往会忽略很重要的一点：让孩子养成与其刚形成的生物系统一致的生活习惯。

其实，你只需要留意一下孩子的生活状态，就会发现他和成人一样，白天也有犯困的时候。如果此时他能安安稳稳地入睡，就属于和生物钟周期同步的睡眠，睡眠的质量自然很好。反之，如果孩子早已释放出疲倦的信号，你却迟迟不让他睡觉，他很可能已经疲劳过度了，入睡也就会变得更加困难。

按生物钟培养良好的生活习惯

每个人体内都有调节一天时间的隐形生物钟，孩子也一样。如果想让孩子在父母希望的时间睡觉，就要把孩子体内的生物钟调整到相应时间。为此，父母需要了解孩子在不同时期会出现哪些昼夜节律的变化。

新生儿：大多数新生儿仍然遵循在妈妈子宫里的生活节奏，没有形成固定的吃、睡、玩的时间，每天基本上都是在睡眠中度过的。
出生3周以后的宝宝：开始表现出夜里睡觉、白天觉醒的行为。

3个月的宝宝：建立昼夜分明的生物钟规律。
1~2岁的宝宝：这一阶段宝宝的睡眠时间由14~15个小时逐渐减少至13~14个小时，大多可以分辨出白天和夜晚，大脑皮层不再需要过长的休息时间便可恢复功能。
2~3岁的宝宝：睡眠时间继续减少，缩短为12~13个小时，这说明宝宝的脑功能得到了进一步调整。
3~6岁的宝宝：到了这个年龄段，大部分的孩子在白天已不再睡觉了。如果他们偶尔睡午觉的话，晚上的睡眠时间就会减少。他们一般会在晚上睡10~12个小时。

由此看来，从婴儿时期开始，父母就应该有意识地培养孩子的生活规律，从而调整孩子的生物钟节律，让孩子建立正确的条件反射，养成良好的生活习惯。

 睡眠小知识——胎儿也有生物钟

科学实验证明，胎儿在妈妈的子宫内就可以判断白天和黑夜了，并且会随着孕妈妈的生活作息习惯慢慢地形成规律性的生活，这就是胎儿的生物钟。事实上，良好的生物钟不仅能让胎儿睡眠充足，利于胎儿的发育，而且宝宝出生后，也能比较好地适应白天活动、晚上睡觉的作息规律。

睡眠时到底发生了什么——REM睡眠和NREM睡眠

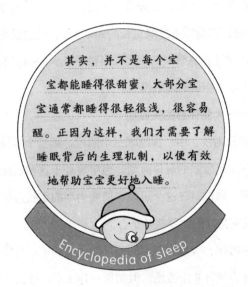

其实，并不是每个宝宝都能睡得很甜蜜，大部分宝宝通常都睡得很轻很浅，很容易醒。正因为这样，我们才需要了解睡眠背后的生理机制，以便有效地帮助宝宝更好地入睡。

Encyclopedia of sleep

快速眼动睡眠（REM）和非快速眼动睡眠（NREM）

科学研究表明，人的睡眠从晚上持续到早上并不是一成不变的，而是由两种不同类型的睡眠循环组成："REM睡眠"（此时你的眼球会快速转动）和"NREM睡眠"（此时你的眼球处于完全静止不动的状态），通俗地说就是"做梦"和"深睡"。

成年人的睡眠一般是先从非快速眼动睡眠开始的，在入睡90分钟后即进入快速眼动睡眠期。快速眼动睡眠期持续30分钟。此后，两个睡眠期交替出现，在整个睡眠中反复出现4～5次。通常，完成一次

NREM和REM为一个周期，我们把这个周期叫作一个睡眠周期。

一般来说，在人的不同成长阶段，睡眠结构也会不同。婴幼儿与成年人的睡眠结构就存在很大差异。比如成年人睡眠中快速眼动期只占20%～25%，而婴儿快速眼动期占睡眠总长的50%以上，这也是为什么宝宝总是睡得很浅，并且容易醒来的原因。当孩子长到3～4岁的时候，才能建立和成年人基本相似的睡眠模式。

非快速眼动睡眠——大脑休息的关键期

非快速眼动睡眠期分为浅、中、深睡眠三个阶段，第三个阶段最能让人恢复体力，可以说是睡眠的最佳时刻。当宝宝处于这种最深的睡眠状时，很难被叫醒。同样，在这个阶段，筋疲力尽的家长可能会不小心压到宝宝并引发窒息，因此要格外小心。

在第三阶段结束的时候，大脑会慢慢回到轻浅假寐的第一阶段。这时人对身边的动静会表现得非常敏感，但如果一切正常，往往会再次入睡，甚至不记得自己醒来过。

快速眼动睡眠——充满梦和记忆的睡眠期

在这个阶段，宝宝的呼吸会没有规律，脸上会浮现浅浅的微笑，有时候还会做鬼脸。快速眼动睡眠阶段更是充满了梦和记忆，宝宝会有一段非同寻常的体验，他会更加专注于在梦境中所看到的和听到的，并同过去的回忆进行对比，将它们作为新的记忆重新归类整理。快速眼动睡眠结束后，宝宝会停止做梦，大脑进入非快速眼动睡眠。

宝宝和成人的睡眠一样吗

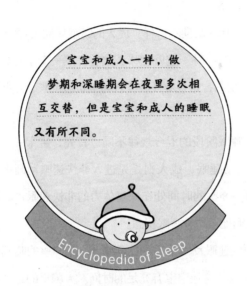

宝宝和成人一样，做梦期和深睡期会在夜里多次相互交替，但是宝宝和成人的睡眠又有所不同。

Encyclopedia of sleep

宝宝和成人睡眠的相同及不同之处

宝宝和成人的睡眠有很多相似的地方。比如，犯困的时候都会打哈欠，入睡时都有自己独有的睡眠安慰物，比如有自己偏爱的枕头、毛绒玩具等。不过，宝宝和成人之间的睡眠也存在很多不同之处，主要有以下几点：

（1）宝宝比成人更早犯困。大多数宝宝在晚上九十点就会入睡，6个月至6岁之间的宝宝，在晚上八九点就会上床睡觉。

（2）宝宝比成人睡得更多。2～6个月的婴儿，白天每隔一两个小时就要小睡一次，夜间可以睡6～10个小时；到了2岁，宝宝每天的睡眠时间逐渐减少到11～12个小时；5岁的时候，睡眠时间会减少到10～11个小时，而且大多数宝宝不再小睡。

（3）宝宝和成人的睡眠周期不一样。成人的睡眠周期为1个半小时，宝宝的睡眠周期只有1小时。这就意味着宝宝每隔一个小时就会回到容易受干扰的睡眠状态，这也难怪宝宝容易被饥饿或长牙这些不适所打扰。

（4）宝宝和成人睡眠阶段的混合规律不同。首先，宝宝一旦睡着，会直接进入快速眼动睡眠，成人则是先进入非快速眼动睡眠。其次，成人每晚有75%～80%的时间处在恢复体力的非快速眼动睡眠中，宝宝只有50%的时间处于这种睡眠状态。

（5）宝宝睡眠中快速眼动睡眠占的比例更大，有50%的睡眠时间处在做梦和记忆的阶段，这让宝宝有充足的时间对大脑里的记忆进行归类整理。实际上，宝宝的大脑很快就会被自己感兴趣的事情塞满，比如迎风飘飘的彩旗、亮堂堂的吸顶灯、颜色鲜亮的气球等。因为对宝宝而言，眼前的一切都是新鲜的、有趣的。而成人需要的快速眼动睡眠仅为20%～25%。因为对成人来说，每天经历的大多数事情根本不是什么新鲜事儿，或者琐碎到不值得记住。

宝宝即便睡着了，大脑仍然在"学习"

宝宝快速眼动睡眠所占的比例之所以较大，这与其生长发育的需求有关。睡眠专家的研究表明：宝宝的这种睡眠状态能为他提供足够的内部刺激——通过梦境刺激神经束和神经末梢，就像听觉和视觉刺激神经的作用一样。如此看来，宝宝即便睡着了，大脑还处于"学习"状态。这也解释了为什么宝宝时常会睡不安稳，出现眼球转动、表情怪异、呼吸不匀等情况。

其实，宝宝出现这些都是宝宝的正常生理现象。一旦出现这些情况，妈妈也不必担心，只要保持稳定的情绪，用温柔的声音安抚并进行抚摸，很快就能让宝宝安定下来。只要宝宝平时心情愉快，一般不会造成不良的影响。

如果宝宝睡眠不足，会发生什么

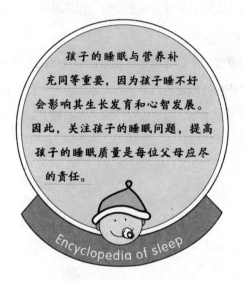

孩子的睡眠与营养补充同等重要，因为孩子睡不好会影响其生长发育和心智发展。因此，关注孩子的睡眠问题，提高孩子的睡眠质量是每位父母应尽的责任。

Encyclopedia of sleep

你家宝宝是不是睡眠不足

不少父母认为，孩子不到晚上11点就不想上床睡觉，这说明孩子不需要那么多睡眠时间。事实上并非如此，这样只会导致孩子睡眠不足。通常我们可以通过以下问题判断孩子是不是睡眠不足：

（1）每次外出时，孩子是不是一上车就会睡觉？

（2）很多时候，孩子都需要你来叫醒，否则不肯起床？

（3）孩子在白天是不是很容易发脾气，表现得脾气暴躁或过度疲劳？

（4）相比平时，孩子是不是早早就睡觉了？

如果以上任何一个问题，你的回答都是"是"，那么说明你的孩子很可能就是睡眠不足。

宝宝睡眠不足，究竟会发生什么

睡眠对孩子的生长发育是特别重要的，生长激素会在每一个睡眠周期里分泌出来。老话说的"孩子睡一觉长一点"是有道理的。可见睡眠对宝宝的重要性。那么，睡眠不足又会对宝宝有哪些危害呢？主要有以下几点：

1. 影响宝宝的身高

很多父母觉得只要孩子的饮食、运动跟上了，甚至只要宝宝补好钙，长个子就不是问题。其实不然，睡眠也是影响宝宝身高的一个重要因素。生长激素是宝宝身高增长的必需因素，而大部分生长激素是在宝宝进入深度睡眠后释放出来的。所以说，剥夺孩子的睡眠就相当于剥夺了他们的"生长权"。

2. 降低宝宝身体的免疫力

睡眠有助于增强人体免疫

睡眠新主张

一说到宝宝到底睡了多长时间，很多妈妈总是很模糊，因为宝宝的睡眠完全没有规律，妈妈也从未认真地计算过宝宝的睡眠时间，只是凭感觉。

其实，只要宝宝的精神状况良好，就说明睡眠时间没有问题。而且每个宝宝都存在个体差异，睡眠也不例外，父母要学会尊重宝宝的特点和个性。

力，如果宝宝经常睡眠不足，就会使身体的免疫力下降，从而极易诱发各种疾病，比如神经衰弱、近视、食欲下降、感冒等。

3. 影响宝宝大脑的生长发育

0～6岁是宝宝大脑形成的关键时期。科学研究发现，孩子在熟睡之后，脑部的血液流量明显增加，这有利于促进脑蛋白质的合成及孩子智力的发育。相反，睡眠不足则会破坏脑部负责近期学习记忆的海马神经区域，所以，睡眠不足对宝宝记忆力的破坏是不可弥补的。

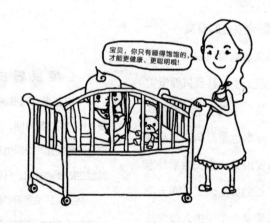

4. 影响宝宝的情绪状态

睡眠不足会对大脑海马体造成伤害，而海马体又是产生积极情绪的脑组织。一旦这个地方受到伤害，人的情绪就会变得消极。婴幼儿时期处于情绪调节发展的重要时期，如果长期睡眠不足，那么坏情绪就会伴随宝宝的整个成长过程，使宝宝形成不良的性格。

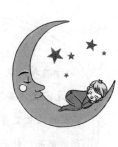

第二章
你的宝宝存在睡眠问题吗

你的宝宝有睡眠问题吗

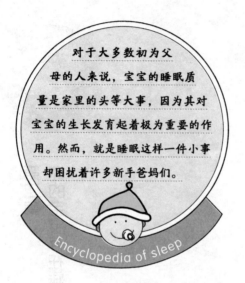

对于大多数初为父母的人来说，宝宝的睡眠质量是家里的头等大事，因为其对宝宝的生长发育起着极为重要的作用。然而，就是睡眠这样一件小事却困扰着许多新手爸妈们。

Encyclopedia of sleep

关于睡眠问题，我们往往忽视其重要性，认为睡眠不好只是一时的，其实久而久之，就会对身体造成危害。尤其是对于宝宝来说，睡眠质量会直接影响宝宝的身体发育和智力发育。

宝宝与成人一样，存在很多睡眠问题。父母应该对此加以足够的重视。仔细回忆一下，你的宝宝是否存在下面这些问题：

（1）宝宝明明已经很困了，可是越打哈欠越不想睡。

（2）宝宝白天睡得昏天黑地，一到晚上就会入睡困难。

（3）一旦你把宝宝放到床上，他就会醒来，而你误以为宝宝已经睡了。

（4）宝宝已经一动不动地睡了十分钟，可是你一走他就会醒，哪怕动静再轻。

（5）宝宝白天经常睡半小时就会醒来。

（6）看着宝宝甜甜地入睡了，可是有时身体却会抽动一下。

（7）以前睡得好好的，但生了一场病后就夜间醒无数次。

当然，宝宝的睡眠问题远不止这些，很多妈妈的焦虑恰恰来自于对宝宝睡眠的不了解，为了帮助宝宝养成良好的睡眠习惯，父母必须认识到一个重要的事实，那就是虽然人类不用学就会睡觉，但是，良好的睡眠习惯却不是与生俱来的，而是需要后天的培养，负责这项任务的人就是孩子的父母。

作为父母要清楚孩子的睡眠问题都是可以预防或解决的。父母们只要认真学习宝宝睡眠的相关知识，相信一定能够让宝宝拥有一个健康的睡眠。

容易引起宝宝睡眠问题的6种原因

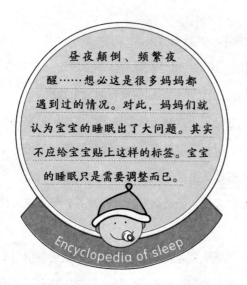

昼夜颠倒、频繁夜醒……想必这是很多妈妈都遇到过的情况。对此，妈妈们就认为宝宝的睡眠出了大问题。其实不应给宝宝贴上这样的标签。宝宝的睡眠只是需要调整而已。

Encyclopedia of sleep

容易引起宝宝睡眠问题的原因有很多，下面列举几种最主要的原因供父母们参考。

（1）第一个宝宝。对于初为父母的人而言，常常为孩子的一些小事感到不安，于是过分地爱护宝宝，丢失了最基本的教养原则——惯性，从而可能会让宝宝形成多种不良的生活习惯，比如宝宝出现睡眠问题。

（2）宝宝生病了。宝宝一旦发病，父母常常是加倍呵护，只要宝宝醒了，就会把他抱在怀里，这样做往往会增加宝宝养成不良睡眠习惯的可能性。

（3）父母和宝宝同睡一张床。很多宝宝出生后就与父母同睡一张床，这会让宝宝的心理产生一种安全、温暖的情感，但是宝宝也可能因为父母的动静而被惊醒，或是出现睡眠不沉或半夜哭闹等睡眠问题，影响生长发育。

（4）母乳喂养的宝宝。在这种情况下，母乳喂养容易让宝宝养成一边睡一边吃或是叼着奶头睡觉的习惯，这对宝宝的深度睡眠很不利。事实证明，吃母乳的宝宝相比吃奶粉的宝宝，发生睡眠问题的概率会高出两倍以上。

（5）不良习惯。很多妈妈喜欢抱着宝宝哄睡，直到宝宝熟睡后才把他放在床上。如果经常这么做，宝宝每次醒来，都会要求妈妈抱着他，因为只有这样，他才可以安静入睡。其实把没有完全睡着的宝宝放下，培养他自己入睡的习惯才是最好的。

（6）家庭情况的变化。旅行归来或家里有患者，宝宝的睡眠习惯往往会受到影响。

正如很多父母已经认识的那样，孩子能否在儿童期健康成长与早期的良好睡眠习惯息息相关。而早早地发现孩子的睡眠问题对培养孩子的睡眠习惯尤为重要，而且能免去许多家长的睡眠不足之苦。因此，父母要尽早纠正孩子的睡眠问题，以帮助其养成良好的睡眠习惯。

判断宝宝睡眠是否健康的5个标准

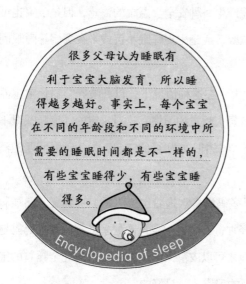

很多父母认为睡眠有利于宝宝大脑发育，所以睡得越多越好。事实上，每个宝宝在不同的年龄段和不同的环境中所需要的睡眠时间都是不一样的，有些宝宝睡得少，有些宝宝睡得多。

Encyclopedia of sleep

宝宝拥有健康的睡眠模式很重要

你的宝宝拥有健康的睡眠模式吗？相信很多父母都很难准确地回答这个问题。其实，要想知道问题的答案，可以从以下几个方面来判断。

（1）宝宝在白天和夜里睡眠持续时间的长短。

（2）宝宝一天小睡几次？每次小睡持续多长时间？

（3）宝宝的睡眠是否固化。

（4）宝宝的睡眠是否有规律。

（5）宝宝睡眠安排与睡眠时间的掌握。

如果你的宝宝的睡眠状态在以上几个方面是相互平衡的，那么，说明他的睡眠就是充足的，质量也高。

一般来说，随着大脑的发育，婴幼儿的睡眠模式和节奏也在发生变化。如果父母能相应地调整自己的育儿行为，孩子就能睡得更好，而且还能帮助孩子养成良好的睡眠习惯。但是如果父母没有注意到这些变化，或是没有及时调整自己的育儿行为，孩子就容易出现过度疲倦的现象。为此，父母必须密切关注婴幼儿睡眠需求的变化。

如何判断宝宝的睡眠是否正常

不同的宝宝因个体差异，所需的睡眠时间也会有所不同，并没有统一的时间，父母也不宜做硬性规定。只要宝宝食欲好、生长发育正常、睡得踏实，就说明每天的睡眠是正常的。那么，如何判断宝宝的睡眠是否正常呢？

（1）仔细观察宝宝睡着时呼吸是否平稳，体温是否正常，面色是否红润，是否容易被惊醒。如果宝宝睡觉时常常翻身、睡得不踏实，白天有不明原因的烦躁、食欲不佳，很可能与睡眠不足有关，应查明原因及时处理。

（2）仔细观察宝宝的食欲、大小便、精神状态是否有变化。如果宝宝有嗜睡、厌食、不哭、不动，或是入睡后很容易被惊醒、哭闹不安、多汗等情况，千万不要误认为是生理现象，应及时去医院查明情况，以免耽误病情。

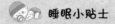 **睡眠小贴士**

宝宝的睡眠时间并非越长越好。如果宝宝睡眠时间过长，超过了生理范围或平时的睡眠时间，那么就要关注宝宝是不是生病了，因为睡眠状况也是反映宝宝是否生病的指征之一。

相关阅读：与孩子睡眠相关的四条生物规律

父母想要更深入地理解孩子规律作息的重要性，就必须对以下与孩子睡眠相关的四条生物规律有所了解。

第一条生物规律：孩子刚出生的时候是醒着的，接着入睡，然后又醒来，然后再次睡着。这几个醒来的阶段是可以预计的，与孩子是否饥饿无关。

第二条生物规律：在这个睡/醒的模式中，孩子的体温变化也形成了规律，并且开始对孩子的睡/醒周期产生影响。一般来说，孩子白天的体温升高，晚上的体温则降低。孩子出生6周左右时，白天睡着后的体温大大高于晚上的体温。与此同时，晚上的哭闹行为开始减少，睡眠变得有规律可循。而孩子在6周以后，晚上睡着后的体温会进一步降低，睡眠时间也逐步延长。

第三条生物规律：孩子出生3个月以后，皮质醇的分泌规律开始形成，这是一种激素，若是长期睡眠不足则会导致皮质醇的增加。皮质醇分泌的规律部分与孩子睡/醒节奏相关，部分与体温变化规律相关。

第四条生物规律：褪黑素的分泌规律。褪黑素是掌管人体睡眠节律的一种激素。新生儿体内的褪黑素是由母体通过胎盘传输给婴儿的，所以体内循环的褪黑素水平比较高。婴儿出生1周内，承自母体的褪黑素逐渐消失。婴儿6周后，随着大脑松果体的发育，开始分泌褪黑素，但是量非常少。直到12周或16周大时才会有所增加。每天褪黑素的分泌量在夜间达到最高值。孩子在半岁时，褪黑素的分泌量会受到睡/醒节奏的影响。

孩子的睡眠模式与其智商和学习能力有关吗

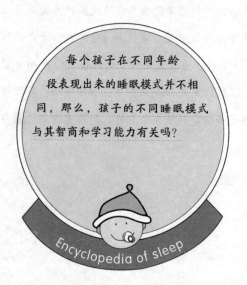

每个孩子在不同年龄段表现出来的睡眠模式并不相同，那么，孩子的不同睡眠模式与其智商和学习能力有关吗？

Encyclopedia of sleep

对于完全健康的孩子来说，他们的睡眠模式的确会影响其智商和学习能力。这里我们针对婴儿、学龄前儿童及学龄儿童这三个年龄段做一个简单的分析。

婴儿

也许你已经注意到，当宝宝处于安静觉醒的状态时，他的眼睛会睁得大大的、亮亮的，看上去非常机敏，对周围的事物表现出极大的兴趣。

但是，如果宝宝经常处于活动觉醒的状态，往往会表现得爱哭闹、缠人或脾气不好，这与体内的化学物质（如黄体酮、皮质醇等）不能达到平衡有关。研究表明，如果婴儿体内皮质醇过多，会导致婴儿长时间处于活动觉醒的状态。

尤其要注意的是，相比那些不用太操心就能安然入睡的宝宝，这类宝宝不仅每次睡眠时间较短，作息活动不规律，也常常难以集中注意力，学习新事物的速度也相应要慢。久而久之，很容易变成缺乏睡眠、易疲倦，以及多动的宝宝。

研究还发现，宝宝白天睡眠时间的长短与其注意力的长短也有密切关系。也可以这么说，宝宝白天小睡时间越长，对事物集中注意力的时间也相应地要长，而且学习新事物的速度也会更快。

学龄前儿童

通常小睡质量高的孩子，适应力也很强。反之，孩子小睡时间越短，适应能力就越差，而且晚上醒来的次数也较多。

事实上，这与孩子是否有一种长期稳定的睡眠模式有关。那些即便在6个月大的时候爱闹、爱发脾气，到了3岁左右的时候突然变得很招人喜爱的孩子，就是因为已经形成了一种长期稳定的睡眠模式。所以说，没有适应能力差的孩子，只有不会养育的父母。

学龄儿童

很多上班族父母为了能够多陪陪孩子，常常推迟孩子上床睡觉的时间，偶尔这么做倒没什么关系，但是长时间如此，孩子就会缺少睡眠，而睡眠缺失累积的直接后果就是影响孩子的学习能力。

有研究表明：智商高的儿童的总睡眠时间比其他儿童的要长。研究还指出，智力超群的儿童，每晚睡眠时间要比同龄儿童的平均睡眠时间多30～40分钟。

宝宝每天需要睡多长时间

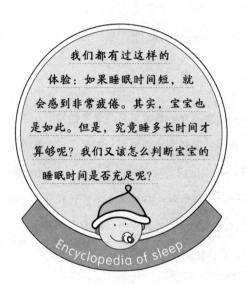

我们都有过这样的体验：如果睡眠时间短，就会感到非常疲倦。其实，宝宝也是如此。但是，究竟睡多长时间才算够呢？我们又该怎么判断宝宝的睡眠时间是否充足呢？

Encyclopedia of sleep

新生儿和婴儿的睡眠时间

宝宝刚出生后的前几天，每天需要睡20个小时左右。宝宝长到4个月左右时，每天的睡眠时间会减少到十四五个小时，夜晚会有一次大觉，将近9个小时。这意味着宝宝的神经发育正在逐渐成熟。另一方面，随着宝宝的长大，开始对周围好玩的事物感兴趣，比如奔跑的小狗、舞动的树叶等，而这些都会干扰他的睡眠。

值得注意的是，宝宝在三四个月大的时候，其睡眠往往不会受到周围环境的影响。这实际上是体内调节机制在发出指令："乖乖，你该睡了。"于是，他们就真的入睡了。当体内调节机制告诉他们该醒了，他们也会自动醒来。

由此看来，在宝宝三四个月大之前，父母大可顺着宝宝的睡眠需求，不要刻意规定宝宝的睡眠时间，也不要强迫宝宝入睡或是醒来。

睡眠小知识——宝宝易怒、易醒究竟是谁惹的祸

很多宝宝在一两周的时候会出现这样一种状态：爱生气、爱哭闹，或是变得机敏、清醒，这种状态会一直持续到宝宝6周大的时候，然后逐渐变得平静。这是宝宝体内一种神经系统造成的暂时的额外刺激。父母不必太紧张，随着宝宝大脑的成熟，这一阶段自然会过去。

1~2岁宝宝的睡眠时间

这个阶段的宝宝每天的睡眠时间在逐渐缩短，大多为12~14个小时，有些宝宝白天小睡可能会减少到只睡一次。这是因为随着年龄的增长，宝宝身体各个系统的发育逐渐完善，接受外界事物的能力和兴趣也越来越强，睡眠时间自然逐渐缩短。

3岁宝宝的睡眠时间

一般来说，3岁左右的宝宝每天需要睡12个小时，其中晚上睡10~11个小时，白天睡1~2个小时。这个年龄段宝宝所需睡眠时间的长短取决于这一天的活动量，以及是否生病、生活规律的改变等。

另外，如果3岁大的宝宝白天能够小睡一觉的话，其适应能力远比白天不再小睡的宝宝强得多。另外，白天的小睡并不会影响到夜间的睡眠，因为无论白天小睡与否，夜间的睡眠时间都是10个小时左右。

而且白天睡眠时间长的孩子，更容易集中注意力，无论是天上的云彩、地上的树木，还是爸妈的脸，他们都能很认真地观察。而那些白天睡眠时间短的孩子，注意力是断断续续的，从周围环境学习的能力则较差一些，玩具和周围事物也很难取悦他们。不仅如此，3岁左右的孩子，如果睡眠

睡 眠 新 主 张

父母的育儿方式常常会对孩子的睡眠时间长短产生影响，进而影响孩子的行为。这就意味着，在照顾孩子时，如果父母足够细心，及时把握孩子变化的睡眠需求，这对帮助孩子养成良好的睡眠习惯非常有利，而且孩子也会变得越来越健康，越来越机敏。

充分，往往能给周围人带来很多的快乐，易与人相处，不那么缠人。相反，则容易爱哭爱闹，还有多动症、肥胖的倾向。

学龄前宝宝的睡眠时间

学龄前宝宝晚上会睡10～12个小时，白天已经不需要小睡。如果他们偶尔睡午觉的话，晚上的睡眠时间就会减少。大多数学龄前宝

宝已经能够自己重新入睡了，而且他们也能够记得自己做过的梦，还会用生动的语言描述出来。另外，在睡觉的问题上，他们仍然会有反复，表现得十分抗拒上床睡觉，以此来考验你的耐心程度。

小宝宝也做梦吗

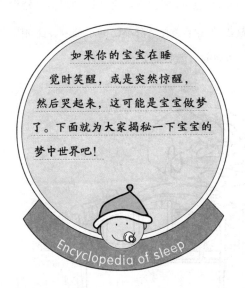

如果你的宝宝在睡觉时笑醒，或是突然惊醒，然后哭起来，这可能是宝宝做梦了。下面就为大家揭秘一下宝宝的梦中世界吧！

Encyclopedia of sleep

小宝宝做梦吗

不少父母发现宝宝睡觉的时候会有一些奇怪的行为：手脚乱动、嘴巴不自觉地张合，或者发出奇怪的声音，也有的宝宝睡着后会突然大哭，既不是生病不舒服，也不是要大小便或肚子饿，但就是哭，怎么安慰都不行，这是怎么回事呢？

其实，这是宝宝在做梦。有研究表明，宝宝在妈妈肚子里的时候，就已经开始做梦了。做梦，其实是部分大脑神经在睡眠中仍然活动的一种表现。

也许很多父母会有这样的疑问：大人做梦的内容大多和日常生活有关，但是小宝宝又会梦到什么呢？研究表明，人类基因是有记忆性的，也就是先辈的一部分经历和情感记忆会通过基因记忆延续给后代，所以宝宝肯定会做各种各样令人兴奋不已的小孩梦，比如甜美的笑脸，吐着舌头的狗，甜甜的、温热的奶水。

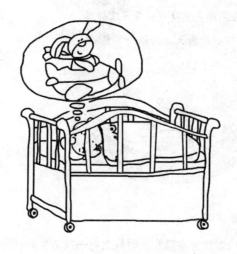

另外，心理学家还发现，基本上，幼稚的孩子做的是幼稚的梦。5岁以下的孩子，通常梦见的是静止的动物画面，或是平时吃饭及其他日常行为的画面。

大多数孩子从三四岁起就能零星地记得做梦时发生的事，但要清楚记住梦里的片段要到六七岁。有趣的是，跟成人的梦相比，孩子的梦充满了快乐的情感。

宝宝做梦，家长应该如何做

如果宝宝在睡梦中喃喃自语、咯咯地笑，家长不需要过多干预，这是宝宝在梦中和别人"对话"，只不过宝宝还不会真正意义地说话，只要宝宝的梦境中过了那个情节，就会乖乖入睡了。

如果宝宝在睡梦中突然手脚乱动，家长不要急着抱起宝宝，也不需要说太多的话，因为宝宝听到父母的声音很可能会醒来，再次入睡就会变得非常困难。家长最好是用手轻轻拍打安抚，直至宝宝再次安稳熟睡。

此外，还有一种情况最令家长头痛，那就是宝宝睡得好好的突然尖叫大哭，无论怎么哄都不管用，遇到这种情况，很多家长常常是一边抱着摇晃，一边说"宝宝乖，不哭"，结果宝宝不但没有停止哭泣，反而哭得更厉害了。

其实，这完全是父母自以为是的想法，却很少想过宝宝的真正感受。不妨回忆一下，你被噩梦吓醒时的反应，是不是心有余悸，久久不能平复？心智发育成熟的成人尚且如此，更何况年幼的孩子呢？当宝宝的情绪得不到家长的理解和安抚时，他们就会感觉委屈、无助，以致他们的反抗情绪更加强烈，哭声也愈演愈烈。

明白了这些道理，父母不妨多站在孩子的角度，先要自我保持冷静，然后轻轻拍打或抚摸宝宝，用温柔的声音对他说："宝宝不怕，妈妈在，你是在做梦，看到的不是真的，爸爸妈妈都会在你身边保护你。"妈妈温柔的唤醒可以让宝宝意识到梦境是虚假的，帮助他们恢复情绪，快速进入下一阶段的睡眠。

当然，与其耗费时间、精力安抚睡梦中被惊醒的宝宝，倒不如尽量减少宝宝做噩梦的机会。对此，父母可以参考以下几个建议：

（1）宝宝的睡眠环境要安静舒适，但没必要刻意降低日常活动的声音，因为如果宝宝习惯了太过安静的睡眠环境，反而容易被轻微的声音惊吓到。

（2）宝宝的睡前活动不宜过于剧烈，也要避免逗弄或吓唬宝宝，否则会导致宝宝长时间沉浸于兴奋中而难以入睡。

（3）不要跟宝宝说一些欺骗、玩弄的话，比如"爸爸妈妈不要你了"之类，这样会让宝宝缺乏安全感。

（4）注意宝宝的睡姿，尽量不要让他趴睡，也不要让他把手放在胸部，否则他的心脏很容易受到压迫而做噩梦。

其实，在陪伴孩子成长的过程中，懂得站在孩子的立场上想问题，并接纳孩子，你会发现很多事情并没有我们想象中那么复杂。

 睡眠小知识——关于宝宝做噩梦的那些事

噩梦是人在睡眠中体验的一种负面感情，所以有负面感情才会有噩梦。3岁以内的宝宝是没有恐惧心理的，所以不会做噩梦；3~5岁的孩子做噩梦的情况也很少；5~10岁则约有25%的孩子每周做一次噩梦；十几岁的少年做噩梦的比例最高。

极端哭闹、缠人孩子的睡眠问题

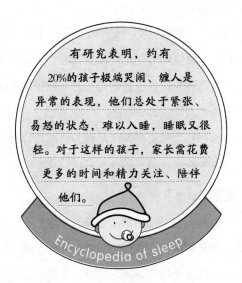

有研究表明，约有20%的孩子极端哭闹、缠人是异常的表现，他们总处于紧张、易怒的状态，难以入睡，睡眠又很轻。对于这样的孩子，家长需花费更多的时间和精力关注、陪伴他们。

Encyclopedia of sleep

有研究发现，极端哭闹、缠人的宝宝刚出生的时候，几乎不会有缠人的表现，而到出生后3周的时候，则容易出现缠人的表现，在一天当中会突发性地哭、易怒，即便抱起来还是会哭个不停。

那么，究竟是什么原因导致孩子的极端哭闹、缠人呢？有研究认为，这主要是由于孩子体内的5-羟色胺与褪黑色素失衡造成的。另外，爱哭闹、缠人的孩子体内皮质醇浓度的变化很大，而脾气温和的婴儿体内这种激素的浓度往往保持在一个较为稳定的水平。可见，皮质醇浓度也是孩子哭闹、缠人的一大原因。

一般来说，极端哭闹、缠人的婴儿入睡往往比较困难，而且更容易被惊醒。另外，8个月大的缠人婴儿的睡眠时间明显比正常婴儿要短，前者为11.8个小时，后者为14个小时。

此外，和正常婴儿相比，极端哭闹、缠人的婴儿在下面这些方面往往表现得较为逊色：上床睡觉的时间比正常婴儿晚、学会自我入睡的时间比正常婴儿晚、每次睡眠时间比正常婴儿短、夜里醒来次数多、睡眠不规律、小睡时间短。

在缠人期过后，那些曾经极端缠人的孩子的睡眠时间往往要短于正常的孩子，前者为13.5个小时，后者为14.3个小时。然而，随着孩子的生长发育，二者的差距将会逐渐缩小。

在这个转变的过程中，很多父母却忽略了这样一个事实：溺爱剥夺了孩子学会自我入睡的机会。例如，有些婴儿经常夜惊，属于极端缠人型的孩子，但是有的父母表现得情绪过于激动，有的父母则表现得过于悲观，孩子越缠人，父母情绪越沮丧。甚至有的父母因为无法改变照顾孩子的方式，而对解决孩子睡眠问题毫无办法。这样一来，父母不当的照顾方式只会加重孩子的睡眠问题，最终导致所有家人都筋疲力尽。所以，如果能够成功地解决孩子哭闹的问题，每位家庭成员都会快乐、轻松很多。

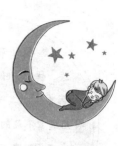

第三章
把小睡问题扼杀在萌芽状态

小睡和夜间睡眠一样重要

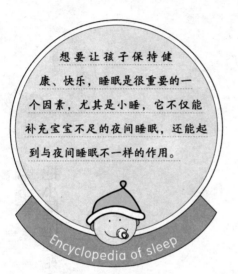

想要让孩子保持健康、快乐，睡眠是很重要的一个因素，尤其是小睡，它不仅能补充宝宝不足的夜间睡眠，还能起到与夜间睡眠不一样的作用。

Encyclopedia of sleep

很多时候很多父母认为宝宝看上去精力充沛，完全不需要每天的小睡时光。其实不然，虽然孩子看上去精力充沛，但让他适当地小睡一会儿还是很有必要的。

很多成年人都有过这样的经历：中午抽出一点时间

睡 眠 新 主 张

虽然午睡时间随着宝宝的成长而缩短，但未满1个小时的午觉绝对无法充分消除宝宝的疲劳。所以，父母应尽可能让宝宝午睡1个小时以上。

小睡，会使自己重新精神焕发。因为经过一上午的学习或工作，我们的生理状态进入低潮。而适当地小睡则能有效缓解疲劳，使人放松心情。总之，小睡对成年人来说很重要，而对宝宝来说就更加重要了。

有研究表明，小睡能够有力地推动孩子认知能力的发展。仔细观察那些小睡有规律的孩子，你会发现，他们在学习新的知识、探索周围的世界时也是兴致盎然，表现出极度开心的样子。

有规律的小睡还可以让宝宝变得更有耐心，对宝宝的注意力也有很大影响。让学龄前儿童养成睡午觉的好习惯，还有助于缓解孩子焦虑和抑郁的情绪。虽然很多不睡午觉的宝宝也没出现什么问题，不过，如果经常错过午睡时间，就会加重宝宝的厌烦情绪，还可能会因不安情绪而引起过激行为。因此，为了孩子更健康地成长，父母应该保证其有充足的小睡。

让宝宝睡午觉的另一个重要原因也是为了让妈妈能够得到休息的时间。因为只有妈妈身心健康，才能更好地抚养宝宝，而妈妈身心疲累，则很容易失去耐心，既影响自身的健康，也不利于宝宝的生长发育。

睡眠小贴士

很多家长认为宝宝4个月大以后，小睡问题就不用操心了。事实上，你仍然需要安排并照顾好宝宝的小睡，否则宝宝很可能就会因缺乏小睡而影响晚上的睡眠。

当两次小睡变成一次小睡

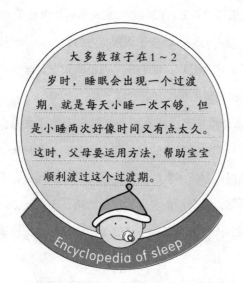

大多数孩子在1~2岁时，睡眠会出现一个过渡期，就是每天小睡一次不够，但是小睡两次好像时间又有点太久。这时，父母要运用方法，帮助宝宝顺利渡过这个过渡期。

Encyclopedia of sleep

两次小睡变成一次，是宝宝自身生物钟的需要

大多数宝宝在1~2岁时，小睡渐渐地由每天两次减少为每天一次。细心的家长可能已经发现自己的宝宝上午没有睡觉也不太哭闹、不太疲倦，下午的睡觉时间反而有所增长，即使强行哄宝宝睡觉，他也无法入睡，这其实是宝宝小睡次数减少的信号。

婴儿的小睡由两次减为一次，是婴儿自身生物钟的需要。想必任何一位家长都会对宝宝小睡怀有深深的感激之情，因为中午一两个小时的安静时间对父母或看护者来说简直太重要了，它能帮助你从上午

的疲倦中恢复体力，同时为下午做好准备。

如何帮助你的孩子完成这个转变

虽说大多数宝宝在1～2岁时会放弃第二次小睡，但是，这并不是固定的。有时候宝宝上午不再小睡，有时候宝宝在下午不再小睡，还有些时候是轮换着来，就是说，昨天他还在上午小睡，可是今天突然就改在下午小睡了。

如果宝宝上午不再小睡，能开心地玩耍，这是一件好事。虽说大多数宝宝都是先跳过上午的小睡，但并不意味着他们不需要它，而这种矛盾常常让他们过于疲劳、乖戾，以及爱哭。

如果你的宝宝正处于这个阶段，你也不用担心，你可以在上午给他安排一段休息时间，不妨读一会儿绘本，或是给宝宝做一会儿按摩。当然，也可以尝试着用一些安静游戏来代替一次小睡，效果也很不错。还有一种方法就是，运用自己的智慧和幽默感，让孩子忘记困倦，但前提是你一定要有耐心，直到孩子渐渐养成只睡午觉的习惯。

的确，当孩子的小睡节奏被打乱以后，仍然需要父母的干预，为此，你还可以像下面这则故事中的父母那样做。

Katty小睡次数减少了

Katty 18个月大的时候，小睡从两次减少到了一次。但是每天早晨她还是总想打个盹。在儿科医生的指导下，我们把katty早晨那次小睡的时间逐步推迟到中午11点。两个星期后，我们又把katty的小睡推迟到了中午12点到下午1点之间。

另外,儿科医生还建议晚上早点让孩子睡觉,这样可以避免孩子半夜醒来,或者第二天醒得太早。刚开始的时候,我们对此一直持怀疑态度。

不过,我和我的丈夫还是决定试一试,把katty的睡觉时间提前了一个小时,大概在傍晚5点半到6点之间。令人感到惊讶的是,提前睡眠时间后,katty要到早晨9点才醒来。

而且更令人感到欣慰的是,很多人见了katty都说她的状态真好,看起来是那么的精力充沛、快乐无比。的确,我也觉得她是个幸福快乐的孩子。其实她只是一个得到了充分睡眠的孩子而已。

轻松减少小睡次数的方法

要想减少宝宝小睡的次数,一个简单的方法就是,上午不要哄宝宝睡觉,尽情地陪他玩,等到宝宝下午累了以后,再哄他睡觉。如果宝宝在上午有早教之类固定的活动,不得不提前让宝宝每天睡一次午觉,那么,不妨把晚上入睡的时间往后拖一拖。在周末的时候,再弹性地安排宝宝睡两次,从而逐渐改变孩子的睡眠状态。

需要注意的是,如果宝宝午觉睡得太晚,晚上入睡的时间就会延后,这样就会毁掉整个睡眠计划。因此,下午4点以后,就最好不要再哄宝宝睡觉了。不妨通过洗澡、堆积木等游戏,让宝宝不再小睡,这样做有助于宝宝晚上睡个好觉。如果宝宝4点左右非要睡觉,那么，让他睡一会儿就要把他叫醒。

 睡眠小贴士

　　如果你的宝宝仍然只睡一次，早晨却过早地醒来，并且一整天看上去疲惫、烦躁，那么在接下来的一两个月，你的宝宝仍然有必要重新回到每天两次小睡。

当宝宝不再需要小睡

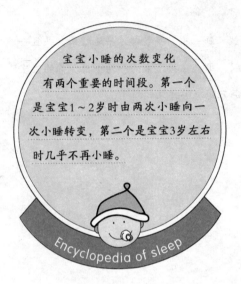

宝宝小睡的次数变化有两个重要的时间段。第一个是宝宝1~2岁时由两次小睡向一次小睡转变，第二个是宝宝3岁左右时几乎不再小睡。

Encyclopedia of sleep

一次小睡变成不再小睡，你的孩子准备好了吗

随着宝宝的成长，小睡变得越来越少，逐渐由一次小睡变成不再小睡。虽说每个孩子发生转变的时间都不一样，但也有一些规律。2岁多的孩子不再小睡大约占20%。到3岁的时候，则有40%的孩子不再小睡。在4岁的孩子中，这一比例增加到70%，而5岁的孩子中，这个比例超过80%。

大多数孩子在完全转换到不再小睡之前，往往需要几个星期来完成最后这一步——有几天小睡，又有几天不睡。例如孩子在玩耍的时

候还在挣扎着保持清醒，可是一旦被抱上推车，很快就能进入睡眠状态，甚至有时晚饭吃到一半就趴在餐桌上睡着了。

随着孩子小睡习惯的逐渐消失，你还会发现他的脾气反倒渐长，本来玩得好好的，不知为什么会突然变得很"野蛮"，看着又哭又叫的小捣蛋，你简直不知所措。如此反反复复几个星期以后，孩子才能对他们最后的小睡说"再见"。

宝宝不再小睡的信号

宝宝什么时候不再小睡了呢？你可以仔细地观察，当孩子出现以下一些迹象时，说明他不再需要白天的小睡了。

（1）虽然孩子在白天睡觉了，但是并没有得到真正的休息，表现得烦躁不安。

（2）孩子即使白天没有睡觉，下午仍然精神十足，玩得很开心。

（3）一到晚上，孩子就变得很难入睡，显然白天的小睡已经影响到孩子晚上的睡眠了。

（4）孩子在幼儿园还有小睡的习惯，但周末在家的时候却又不睡了。

当然，如果宝宝很容易在白天睡着，说明他仍然需要小睡。

不再午睡后，晚上的睡觉时间也要稍做变化

如果你正经历这样的情况：孩子不再睡午觉了，白天也能玩得很愉快，可是一到晚上（甚至于天色尚未大黑），他就显得筋疲力尽，看样子，他的精力已经消耗得差不多了。如果是这样，你最好把孩子晚上睡觉的时间提前一个小时，并且把第二天的早餐也提前一个小时准备好，这样才能保证孩子必需的睡眠质量。

或许有一点可以让你感到些许欣慰，那就是4岁大的孩子上床睡觉的时间居然比他18个月大的时候还要早。

宝宝即使不睡午觉，也要休息

父母需要注意的是，宝宝虽然不再需要睡午觉了，但是这并不等于他不需要休息。事实上，宝宝即使不睡午觉，也要让他在房间里一个人安静地玩玩具。因为安静的时间也可以让孩子恢复体力，保证下午精力充沛。如果到了睡午觉的时间，宝宝困得不行，没玩几分钟就哼哼唧唧地找妈妈，那就索性让他睡一会儿。

虽然许多孩子在4岁左右时就不喜欢睡午觉了，但一些专家认为，这个年龄不睡午觉未免有些过早。因为白天的睡眠对于学龄前的孩子是非常重要的，即使他们上了幼儿园也应该保证一些白天小睡的时间。

另外，在这个转换期间，如果孩子不再小睡，那也要保证他每天有10～12个小时的睡眠。即便早晨醒来得比平常晚一点儿，也是正常的。

睡眠小贴士

家长不要认为自己的孩子已经几天没睡午觉了，就是到了可以不睡午觉的时期。这时，你需要再试着哄几次，如果怎么哄都不睡，那才是真的到了不用睡午觉的时期。

让宝宝快乐地小睡——请这样进行午睡训练

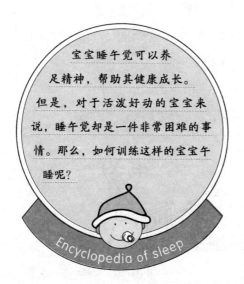

宝宝睡午觉可以养足精神，帮助其健康成长。但是，对于活泼好动的宝宝来说，睡午觉却是一件非常困难的事情。那么，如何训练这样的宝宝午睡呢？

Encyclopedia of sleep

留意宝宝的犯困信号

如果你对孩子的小睡情况非常了解，可以制定一张小睡日程表，每天按照这个日程表来进行。

如果对孩子的小睡情况不是很了解，不能在第一时间确定孩子是不是困了，那么就需要仔细留意一下孩子发出的困倦信号，等到对孩子的小睡情况有所了解了，再考虑制定一张小睡日程表。

一般来说，如果宝宝出现以下几种情况，那就是他在暗示"我有点困了，我需要睡觉了"。

（1）活动能力减弱，整个人变得筋疲力尽。

（2）不再欢蹦乱跳，慢慢安静下来。

（3）目光呆滞，对周围事物提不起兴趣。

（4）爱哭闹，很容易发脾气。

（5）开始打呵欠、揉眼睛。

（6）自己主动爬上床、躺在床上。

（7）向大人咿咿呀呀，意思是要奶瓶或者要吃奶。

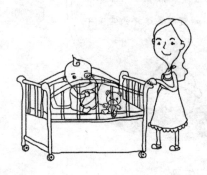

掌握宝宝开始犯困的时间

　　小睡对宝宝的身心发育至关重要，而在一天当中特定的时间段安排宝宝小睡更是会产生积极影响，可以有效地调节宝宝的生物钟，平衡宝宝的睡眠时间与清醒时间，而且还能帮助宝宝提高夜间的睡眠质量。

　　一般来说，宝宝出生后3个月左右，就有固定的小睡时间了。为此，你需要了解宝宝犯困的时间，然后，从下次开始在同一时间哄宝宝睡觉。

如果宝宝处于一天小睡三次的年龄段，那么最佳的小睡时间是：上午、午后、黄昏。如果宝宝处于一天小睡两次的年龄段，那么最佳的小睡时间是：上午、午后。

那么，宝宝开始从白天两次小睡过渡到一次午睡，又该如何安排午睡时间呢？建议宝宝的午睡从中午12点30分或是下午1点开始，也就是说，把早晨小睡和下午小睡的时间逐渐合并在这个时间段，因为如果午睡时间太迟，很容易造成宝宝上午过于疲累。与此同时，晚上入睡的时间要相对提前，这样宝宝午睡醒来与晚上入睡的时间才不至于间隔过长，从而避免出现傍晚时宝宝因过度疲劳而难以入睡的情况。

通过这种调整，宝宝早晨醒来的时间也会相对较早，这样白天有效活动的时间就会变得更加充盈，家长就有了更多的时间去安排宝宝的户外活动或其他活动，而且白天充足的运动量和感官刺激还可以让宝宝在夜晚睡得更踏实。

更为重要的是，如果宝宝养成了这种作息规律，对安全感的建立也是非常有益的。因为当宝宝到了入园准备的阶段，如果清晨早起和午睡的时间恰好与幼儿园的作息时间相吻合，那么宝宝就能有效避免因入园后作息

睡 眠 新 主 张

如果很难掌握容易哄宝宝入睡的时间，那么，可以每隔2~3个小时就让宝宝躺在床上，当宝宝体内的生物钟适应了这个时间，就会很容易在同一时间段入睡了。

时间不规律而产生的不良情绪，从而更好地适应幼儿园的生活。

午觉睡多久比较好

很多父母都有这样的疑问：宝宝午睡多长时间才合适？其实所有宝宝的小睡时间是因人而异的，即使是双胞胎也不例外。午睡时间或长或短都是正常的，并不意味着有什么不妥。当然，宝宝午睡也并不是睡得越多越聪明，白天睡得多很容易影响夜间的睡眠，这样会适得其反。

下面是根据宝宝们的平均午觉次数和午觉时间以及夜间睡眠时间制成的表格，适用于大多数孩子，可供父母们借鉴。

各年龄段孩子的小睡时间表

年龄	每天小睡次数（次）	每天小睡时间（小时）
4个月	3	4～6
6个月	2	3～4
9个月	2	2.5～4
1岁	1～2	2～3
1岁半	1～2	2～3
2岁	1	1～2.5
2岁半	1	1.5～2.5
3岁	1	1～1.5
4岁	0～1	0～1
5岁	0～1	0～1

当然，父母也不要忘记，比起宝宝是否符合平均睡眠时间，更

为重要的是，宝宝在醒着期间的精神状态是否良好，再次入睡是否容易，且睡得是否安稳。

像晚上一样哄宝宝小睡

如果很难哄宝宝睡午觉，则可以进行与晚上睡觉一样的训练。为此，要让宝宝在醒着的状态下就躺在床上。开始的时候，宝宝会哭闹，毕竟白天的时候，宝宝没有晚上那么累，所以，你要提早做好心理准备，宝宝的午觉训练比夜间睡眠训练要更难。

如果哄了30分钟，甚至1个小时，宝宝还是精力充沛，不肯上床睡觉，那说明他可能还不是很困，还没有到瞌睡的时候，那就索性让他去玩吧。

不过，一旦错过宝宝的午睡时间，如何调节宝宝的睡眠节奏就显得尤为重要。对此，你需要考虑这两种情况：第一种情况，如果宝宝已经明显很累了，看样子需要两次小睡，那就果断地把第二次小睡的时间稍微提前一点；第二种情况是，如果宝宝只睡了一次午觉，那就把直接把晚上的睡眠时间往前提。总之，午觉训练跟晚上睡前训练一样，需要有条有理地进行。

睡眠小贴士

随着宝宝的成长，他们的午觉持续时间和次数都会发生改变，提前做好心理准备，就可以轻松应对这种变化。

常见的小睡障碍及改善方法

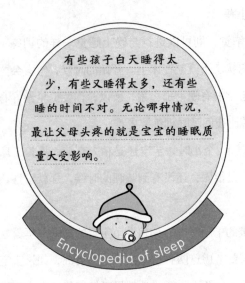

有些孩子白天睡得太少，有些又睡得太多，还有些睡的时间不对。无论哪种情况，最让父母头疼的就是宝宝的睡眠质量大受影响。

Encyclopedia of sleep

因过于疲劳而引起的小睡障碍

有段时间，你会发现孩子非常热衷于反抗小睡。其实，孩子之所以拒绝小睡，原因之一很可能是他太累了。很多时候，如果孩子过于疲劳，也会引起小睡障碍。

也许很多家长会有这样的疑惑：我怎么知道孩子是不是疲劳呢？有一个简单的方法就是，你仔细回忆一下孩子是不是一钻进汽车就睡着了？午休时间还没到，孩子是不是说睡就睡？吃晚饭的时候，孩子的脾气突然变得暴躁起来，他睡眼惺忪的样子让你又怨又爱？如果孩子或多或少存在这些问题，那么很显然他在白天的时候是疲惫的。

对于这种情况，父母需要试着提前20分钟让孩子进入小睡模式。在孩子有睡觉的需求之前，提前帮助他进入午睡模式，更有利于孩子快速入睡。

因过于兴奋而引起的小睡障碍

噪声、光线、电视、喧闹的游戏、咖啡因都可能让宝宝因过于兴奋而不肯睡觉。比如在你跟孩子好说歹说该睡觉了的时候，他很可能在想："睡觉多无聊啊，有这么多好玩的东西，我为什么要睡觉呢？"或许他还没有从跟爸爸玩的"骑大马"的游戏中平静下来。

除了以上原因外，很多时候，有些孩子之所以不肯进自己的房间，往往是因为他们认为只要进入那个密闭的空间，就意味着他们得停止玩耍，然后乖乖地闭上眼睛睡觉，探索欲极强的孩子会认为这很无趣，因此自然不愿意去睡觉。

不过，即便宝宝因过于兴奋而抗拒小睡，父母仍然要坚持默不作声地采取行动，否则后果会不堪设想。

对此，父母可以在小睡时间之前的半小时，陪孩子在卧室里玩几次安静的游戏，与此同时，还可以播放一些柔和的背景音乐来营造一个甜蜜的睡觉氛围，并且间接地告诉孩子小睡时间就要到了。如果父母能坚持这种入睡模式，并且真心地享受这段甜美的亲子时光，孩子自然不会把他的房间跟"不好玩"的小睡联系在一起，说不准还会紧紧拉着你的手，非要上床玩不可呢。

小睡得太多，也会造成小睡障碍

宝宝小睡时间太少是很多妈妈们经常抱怨的事情，其实，有些孩子在白天睡得太多，不配合家长的时间安排，也同样令人头疼。

一般来说，大多数孩子每次小睡大概持续1～2个小时。如果孩子小睡时间比同龄孩子长，晚上仍然能睡得很好的话，那自然是好的。但是并非所有睡得多的孩子都是如此，有些孩子虽然白天睡得多，但是到了晚上就会睡得很晚，有时夜里还会频繁醒来。

如果这跟父母的作息时间安排恰好一致，那也没有问题。但如果这种睡眠状态已经影响到宝宝和家人的睡眠质量，就需要把孩子白天的一些睡眠时间挪到晚上。比如，孩子原本习惯在晚上8点左右睡觉，但是因为他白天睡得时间长，所以晚上9点了还没一点睡意，在屋子里活蹦乱跳的。对此，父母不妨试着把孩子下午的小睡时间缩短15分钟，这样他到了晚上就会更累一点儿，然后在晚上9点就会有睡意而自动入睡。如此坚持几天，若是效果不错的话，就再把白天的小睡时间缩短15分钟，并且提前15分钟启动晚上的睡前模式。坚持几天，就能很好地把孩子的睡眠时间调整到有规律的作息时间了。

问与答：关于小睡的常见问题

问：我家宝宝4个月，白天小睡也就半个小时。怎么才能让他睡得更久一点？

答：宝宝小睡时间减少与孩子天生的好奇心有很大关系，他们不愿意错过任何一件好玩的事。为了让孩子能睡得更久一点，你可以把房间的温度调得舒适一点儿，减少不必要的干扰。

问：宝宝小睡时，像猫打盹儿一样，效果有一般小睡好吗？

答：有些孩子在汽车座椅或是安全座椅里可以足足睡上15分钟，甚至更长时间，而且睡眠状态也能不错，于是不少父母就对这种睡眠方式持肯定的态度。

其实，对于小宝宝来说，这样的小睡是远远不够的。因为这种像猫打盹儿一样的小睡，并不能让孩子进入深睡眠，他们也就得不到充分的休息和体力恢复。虽说孩子睡醒后，可以再次活跃起来，但是很快又会感到筋疲力尽，而且他的脾气也会变得很暴躁，举止情绪化。

当然，想要改变这种模式也很容易。家长只需要把孩子的第一次小睡时间往后推一点儿，并且在睡觉时间临近时，避免让孩子坐在汽车里或婴儿推车里。也就是说，只要小睡时间到了，最好是待在家里，这样一来，当孩子的困劲儿稍微上来的时候，就能睡上1～2个小时了。

问：如果宝宝错过了一次小睡，父母该做些什么？

答：如果孩子错过小睡的事情不是经常发生，父母就不用多虑。因为，在孩子的成长过程中，错过小睡这种事情是无法避免的。比如，家里来了客人，或是新添了一个大件物品，都会让孩子的情绪变得激动起来，玩着玩着就错过了小睡时间。

虽说孩子偶尔错过一两次小睡并不会对整体的睡眠质量造成影响，但是如果宝宝错过了一次小睡，作为家长仍然需要在第一时间及时做出自己的判断。

为此，你需要等待第二次小睡时间的出现，但是要把它提前30～60分钟。如果孩子看起来已经非常疲惫，甚至开始大哭大闹，就得果断地让他小睡，别再犹豫。与此同时，当天晚上还需要提前准备宝宝的晚饭，并把入睡时间也一并提前了。

问：宝宝8个月，非常抗拒睡下午觉，一哭就没完，我想索性让他哭个够，这个办法能解决睡眠问题吗？

答：一般来说，让宝宝哭个够是西方的一种育儿方式。很多西方父母认为，如果宝宝夜间不再需要吃奶了，训练他睡整夜觉的最好方法，就是让他哭个够。换句话说，就是把宝宝放到自己的小床上，大人关上门，让他自己哭闹。如果宝宝的哭声得不到相应的回应，他就会明白："我这么使劲哭是不管用的。"如此一个星期，宝宝在得不到回应后，就能学会自己入睡了。

如果你已经在夜间使用了"哭个够"这种方法，这里不建议在小睡时间也使用它，因为那些非常执拗的孩子可以一直哭上半个小时，甚至于更长的时间。到那个时候，孩子的小睡时间早就过了。

问：孩子小睡，是否有必要让家里变得完全安静？

答：正如你所经历或是听说的那样，很多家长在孩子小睡的时候常常是轻手轻脚，生怕稍微弄出一点儿响动就会把孩子给吵醒了。真该这样吗？

其实，除了需要把手机设置成静音之外，根本无须那么担心噪声对孩子的干扰。因为从宝宝的角度来看，家里的正常动静还具有一定的安抚作用。

而关于光线方面的问题，你更应该多想想。一般来说，孩子入睡时，我们根本没必要把房间弄得漆黑一片。但是，也不排除那些天生对光线特别敏感的孩子，如果卧室稍微有点光线透过窗帘，他们就会难以入睡。如果你的孩子属于这种情况，建议买一些厚厚的帘子，这样可以很好地挡住大部分光线。

问：我不太喜欢在孩子玩得很开心的时候催他回房间睡觉，可以等到他困了的时候再小睡吗？

答：关于孩子小睡的问题，我们一直在反复强调，千万不要等到孩子看上去困了再让他睡觉。在孩子过度疲劳之前就让他睡觉，他往往会睡得更久、更香。所以，当你看到宝宝已经打呵欠、揉眼睛了，那很可能意味着你的行动已经有一点点迟延了。

问： 我的宝宝18个月，如果跳过下午小睡，晚上会睡得更好吗？

答： 为了了解孩子会发生怎样的变化，你需要留意下一次他一整天不小睡之后的表现。如果宝宝晚饭还没有吃完，就已经表现得烦躁不安了，并且在就寝时间变得爱哭爱闹，稍有不如意，小脾气就会爆发出来，就说明跳过下午小睡是不可取的。

所以，千万别埋怨小家伙多么不懂事，因为压力如果得不到释放的话，会一直累积，直到爆发。这可不是什么好事情，当然，这也再次提醒你小睡是多么的重要。

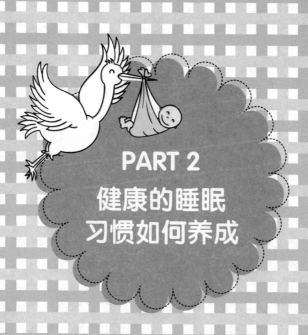

PART 2

健康的睡眠
习惯如何养成

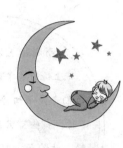

第四章

0~3个月：小婴儿的甜美睡眠

新生儿的正常睡眠情况

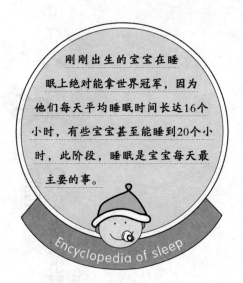

刚刚出生的宝宝在睡眠上绝对能拿世界冠军，因为他们每天平均睡眠时间长达16个小时，有些宝宝甚至能睡到20个小时，此阶段，睡眠是宝宝每天最主要的事。

Encyclopedia of sleep

宝宝出生后的第一周

大多数宝宝在出生后的第一天会清醒1个小时左右，然后进入12～18个小时的深睡眠。新生儿清醒15～30分钟就会感觉累了，因此除宝宝吃奶外，要尽量把宝宝放入婴儿床内，帮助他进入舒服的睡眠之中。

由于这时的宝宝可能还没有形成生物钟规律，因此，不要根据时间来安排宝宝的活动。只要宝宝饿了，就给他喂食；宝宝尿湿了，就给他换尿布；宝宝想要睡觉了，就让他睡觉。

在接下来的一两天内，宝宝清醒的时间逐渐延长，睡眠的时间逐渐缩短，这种睡眠状态并不符合任何一种昼夜模式，所以妈妈们一定要抓紧时间休息。

宝宝出生后的2~4周

跟第一周一样，这个阶段的宝宝对喂食、爱抚及睡觉的需求是不稳定且不可预期的。所以，他什么时候想睡就应该让他入睡。大多数时候，婴儿一次最长能睡3个小时。

另外，很多宝宝在1周或2周大的时候，都会出现一些变化。比如，有时宝宝即将入睡或是就要醒来的时候，他的身体会突然抽动一下；或是由昏昏欲睡进入到熟睡状态时，他的眼睛很可能会向上翻。

又比如，宝宝突然变得很警觉、兴奋，而且还会出现一些不安的动作，比如发抖、颤动、抽搐，甚至是打嗝。对新生儿来说，这些行为都与宝宝的生长发育有关，属于正常现象。随着宝宝大脑的逐步发育成熟，这一阶段会自然过去。

学会让自己轻松一些

在宝宝出生后的第1个月内，你可能会以为宝宝一睡就是10多个小时，这样你就会有更多的空闲时间。其实不然，你每天需要例行公事一般处理喂奶、洗澡、换尿布、逗他玩，以及哄他不哭等一系列日常事情，你根本没有停下来休息的时间。如果宝宝每天只需要12～13个小时睡眠的话，情况就更糟糕了。

另外，此时的宝宝还会频繁地醒来，当然，你也如此。因为频繁地醒来，你的浅睡眠时间会翻倍，而具有恢复体力作用的深睡眠时间则会减半。所以每当清晨醒来，你依旧会感到非常疲惫。为此，一定要学会照顾好自己，调整好心情。下面几个小方法不妨一试：

（1）宝宝小睡的时候，抓紧时间小睡一下，或是做一些让自己平静的事情。

（2）出去小歇一下，散步、喝杯咖啡，或是看场电影，这些都很有必要。

（3）不要因为做了一些让自己感觉舒服的事情而觉得对孩子有愧疚感。

（4）用摇篮、安抚奶嘴或是其他任何能够产生有节奏的摇摆运动抚慰宝宝。

2个月宝宝的正常睡眠情况

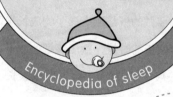

2个月的宝宝已经度过了刚出生时的长时间睡眠状态，此时宝宝的睡眠时间有所缩短，并且白天清醒的时间也更长了。

Encyclopedia of sleep

宝宝出生后的5～6周

大多数宝宝在这个阶段会表现得越来越平静，对身边的事物或是玩具的兴趣越来越大，和大人互动做游戏的劲头越来越高，而且表达情绪的方式也显著增多。

睡眠新主张

尽管5～6周的宝宝已经有了自己规律的睡眠模式，但并不意味着没有必要让他完全不哭，有些宝宝入睡前会以一种温和的方式哭闹，在他哭了5分钟、10分钟或者20分钟后，若是没有任何异样，依然能平静入睡的话，你就不必担心。

然而，很多父母却发觉自己越来越有挫败感了，这是因为往日那个乖巧的小天使不知何时会突然变得非常缠人、爱哭闹，而且随着宝宝清醒时间的增长，每一天快要结束的时候，你都觉得精疲力竭，情绪也变得糟糕透顶。

其实，宝宝出现这些情况也是很正常的，是宝宝神经系统尚未发育成熟的一种表现，他只是暂时不能控制自己的行为，等到他的大脑日渐发育成熟，自然就能很好地掌控自己。但是这需要一段时间，到了宝宝6周后，这些麻烦就会慢慢消失。

相反，那些容易照顾的宝宝，在这个阶段，他的睡眠模式开始变得有规律。为此，父母唯一需要做的就是顺应孩子的成长规律，让他自然成长。在他开始显得有点疲倦的时候，就应该把他放下，让他入睡。此阶段宝宝的清醒时间一般不超过2个小时，所以家长不要长时间逗宝宝玩。

宝宝出生后的7~8周

这个时期的宝宝大多会表现出这样一种倾向：晚上睡得更早，无间断的睡眠时间更长。为此，最好不要强迫宝宝早睡，而应该在晚上早些时候认真留意一下宝宝昏昏欲睡的信号。

另外，此阶段宝宝最有可能出现的情况往往介于缠人型睡眠和轻松型睡眠之间，如果宝宝属于后一种，他们似乎天生就非常平静，照顾起来也较为容易，但是到了晚上也会有一段时间非常缠人，不过，这段时间不算长，宝宝的反应也不是很激烈。可以这么说，如果宝宝属于这种类型，他可以在白天的任何时间、任何地点睡着，而晚上也会睡得很好。

不过，这样的好景并不长，在接下来的日子里，你很难回到往日那些平静安宁的夜晚，因为宝宝越来越有自己的小脾气了，例如哭闹、倔强、抱怨……父

睡眠新主张

在婴儿停止哭闹之前，不要停止对他微笑。虽说微笑让宝宝不能停止哭闹，但是当家里无时无刻都充满微笑时，则更容易让爱哭闹的宝宝平静下来。

母需要更长的时间和更大的耐心才能把他放在床上。

面对这一突如其来的挑战，父母需要更加敏锐地感知宝宝对睡眠的需求，要努力消除外部噪音、光线或是振动的干扰，在宝宝清醒的两小时以内，尽量把他放在婴儿床里。

当然，也不排除有些婴儿在一个小时内就会变得微微有些乖戾、易怒，甚至拍打自己的耳朵，一旦出现这些行为，就意味着宝宝开始犯困了，需要睡觉了，因此，在此之前就做要好抚慰宝宝入睡的准备。

在接下来的过程中，还有可能会遇到这样一种情况：当把宝宝放下睡觉时，他很可能会表示抗议，实际上宝宝已经过度疲劳了，这是很自然的状况，因为小家伙更喜欢在父母的抚慰下舒舒服服地待着。

选择合适的睡眠训练策略

很多父母一直期盼着自己的宝宝能够真正睡上一整晚，但是这种

情况几乎是不可能发生的，总是有这样那样的睡眠问题出现，那么作为父母应该采取什么策略呢？

如果你认为宝宝是因为饿了在哭，那就好好照料他。如果宝宝的表现完全就是一个过度疲劳的婴儿，会因为突然的惊吓或是大的噪声而哭闹的话，那就让宝宝哭个够，不去管他，等他把多余的能量宣泄完，就会入睡了。

无论采用何种方式训练孩子睡觉，最重要的是坚持，并相信孩子的能力。另外，在开始整个计划前，一定要确保父母看法一致，而且在最艰难的头几天里能彼此鼓励。但是如果孩子正在生病，就要等他病好了再开始进行训练。

睡眠小知识——学会观察和抚慰宝宝

当宝宝在夜里哭闹的时候，最好走近观察一下情况，并轻柔地抚慰宝宝，但是尽可能地不要抱起他，这么做可以让宝宝回归到平静的睡眠状态中。另外，当宝宝的哭闹总能得到回应时，他也能学会信任父母，不会有被抛弃的感觉。当然，如果宝宝属于那种极度缠人的类型就未必有效。

3个月宝宝的正常睡眠情况

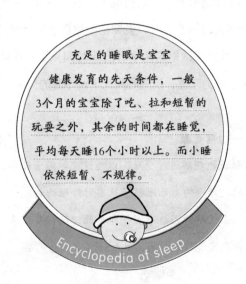

充足的睡眠是宝宝健康发育的先天条件，一般3个月的宝宝除了吃、拉和短暂的玩耍之外，其余的时间都在睡觉，平均每天睡16个小时以上。而小睡依然短暂、不规律。

Encyclopedia of sleep

宝宝是困了，还是想跟你玩

在这一阶段，经常会出现这种现象：睡觉时间要到了，宝宝还沉浸在和大人的玩耍中，丝毫没有上床睡觉的意思。之所以这样是因为对于小家伙来说，他们想要的是享受父母的陪伴，以及父母带给宝宝的愉悦刺激，而不是待在黑暗、安静且无聊的卧室里。他们内心的想法是："爸爸多有趣啊，我才不愿意上床睡觉呢？那多没劲！"

另外，对小宝宝来说，他们对这个世界是如此好奇，天空中飞翔的小鸟、风吹树叶的声音、小狗汪汪的叫声，以及大人聊天的节奏，这些都会打断他们的睡眠。

所以，作为父母要随时注意宝宝对睡眠的需求，并且努力把这种需求与他想跟你玩的需求区分开。一般情况下，对于3～4个月的宝宝，当他的清醒时间快要超过两个小时，就要把他放在半安静或是安静的环境中让他小睡。当然，这里的两小时清醒时间只是一个估计值，不排除有些宝宝由于精力旺盛，清醒时间大于两小时的情况。

睡眠小知识——过度受激

许多父母常常错误地理解过度受激，以为这就等同于玩耍的强度过大。也有的父母以为自己跟孩子玩耍时给他的刺激越多，跟孩子的情感联系就越紧密。事实并非如此，这种做法很可能占据了孩子太多正常清醒的时间，结果让宝宝疲惫不堪。

白天安排一次小睡

此阶段父母仍然需要在宝宝清醒不超过两个小时就安排他的睡眠，为此，父母应尽可能地减少日常活动，以便让宝宝处于一种平静安宁的状态，而且还需要使用有效的抚慰方法，例如定时喂食、使用摇篮或安抚奶嘴，让他安静下来。

如此适应一段时间之后，你会惊讶又欣慰地看到，当宝宝习惯了某种活动或是某种大致的行为模式后，他在白天通常可以睡得很好，而你也可以更好地恢复精力、保持心情愉悦。

与此同时，父母还需要学会区分宝宝是真的疲倦了，还只是想跟你玩。这里有一个值得借鉴的方法，即让他独自待一会儿。也许很多父母认为让一个嗷嗷待哺的婴儿哭着而不把他抱起来是有违人性的做法。其实这里有一个关键之处，那就是要在宝宝变得真正烦躁之前就把他放在床上。

至于让他独自待多久算合适，可能是5分钟、10分钟，也可能是20分钟，虽说没有任何定律可言，但仍然需要时不时地试探他一下，看看他是否在这段时期表现得很反抗，而哭闹一会儿后就又睡着了。

一般情况下，这种方法对几个月大、生理尚未成熟的宝宝较为适用。而且在培养宝宝新的生物钟的最初一段时期内，情况往往是最糟糕的，此时来自家人的积极支持及一致意见就显得尤为重要。

睡眠小贴士

你的宝宝需要睡眠时，要尽量让他待在一个睡得安稳的环境中，随着他的成长，你可能会注意到他在婴儿床之外的地方睡觉，睡眠质量往往很差。

宝宝到底应该睡在哪里

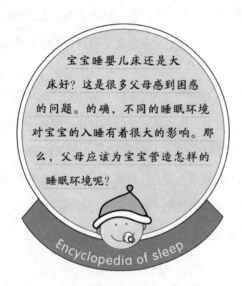

宝宝睡婴儿床还是大床好？这是很多父母感到困惑的问题。的确，不同的睡眠环境对宝宝的入睡有着很大的影响。那么，父母应该为宝宝营造怎样的睡眠环境呢？

Encyclopedia of sleep

婴儿应该睡在哪里

大多数父母开始时都把宝宝放在摇篮里或是可以移动的婴儿床里，然后把摇篮或婴儿床放在自己的大床旁。这样做绝对是明智之举，不仅带孩子比较容易，还能保证孩子无论白天还是夜晚都和妈妈待在一起。

而且，最关键的是，一旦宝宝吐奶、呼吸困难或是身上哪里不舒服了，你都能第一时间听到，及时做出处理。而且你在宝宝的身边，还可以减少突发性婴儿死亡综合征的风险。所以，如果你的宝宝还在襁褓中，那就把他放在摇篮或是婴儿床上吧。

如果你的宝宝长大了，摇篮已经放不下的时候，那就把他放在小床里，前提是四边要有足够高度的保护栏。

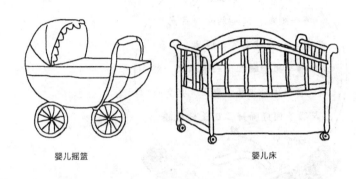

婴儿摇篮　　　　　　　　　　　　婴儿床

需要避免的睡眠地点

不少父母有这样一种习惯，喜欢把宝宝放在推车或是汽车上睡觉。虽说宝宝在这种情况下也会睡得很好，然而，和在床上小睡相比，宝宝在婴儿推车、汽车里的睡眠质量真的很好吗？

答案是否定的，宝宝在固定的地方——小床上、大床上或是摇篮里，睡眠质量方会更高。因为如果宝宝的睡眠处于一种振动或者移动的状态，会导致大脑处于一种浅睡状态，而且还会削弱睡眠的恢复力。

此外，宝宝睡在躺椅、扶手椅上的风险也非常高。所以，当宝宝睡着之后，父母应尽量把他放到床上睡。

与孩子同床睡，还是分床睡

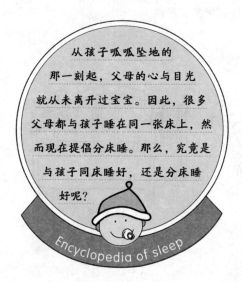

从孩子呱呱坠地的那一刻起，父母的心与目光就从未离开过宝宝。因此，很多父母都与孩子睡在同一张床上，然而现在提倡分床睡。那么，究竟是与孩子同床睡好，还是分床睡好呢？

Encyclopedia of sleep

与孩子同睡一张床，还是让孩子单独睡

处于哺乳期的妈妈常常很辛苦，白天除了哺育和照料宝宝之外，夜里还要频繁爬起来喂奶，很少能一觉睡到自然醒。所以，与孩子同睡一张床是个不错的选择，能够更方便地照顾宝宝。

另外，很多妈妈觉得宝宝睡在自己旁边会比较安心，也有妈妈认为母婴同床会感觉更加温馨。的确，宝宝和妈妈睡在一起，能增进亲子感情，让孩子充分享受爱抚。

但是，母婴同床也有很多弊端。大多数与父母同床的宝宝都曾在

夜间被寝具堵住过鼻子和嘴。不少熟睡的父母曾经把胳膊或腿压在宝宝的身上。有研究发现，母子同床睡的宝宝在夜间进食的次数是分床睡宝宝的3倍多。

由此看来，让宝宝睡在父母床边的摇篮、婴儿床上，而不是同床睡，才是更为安全的选择。而且在这种情况下，妈妈依然可以很容易地给宝宝喂奶，安慰他，并且妈妈也可以睡得很好。

怎样安全地母子同床睡

虽说母子同床睡存在一些隐患，但是如果你坚持要与宝宝同床睡，那就要注意尽可能地减少风险。以下事项需要父母注意：

（1）在床具的选择上，一定要确保床垫和墙、床栏或床头板之间没有缝隙，从而避免卡住宝宝的头。

（2）床上最好只铺一条床单，不要摆放枕头、羽绒被、床帏以及毛绒玩具等。

（3）不要让宝宝与兄弟姐妹、身体极胖的人或极度劳累的人同床睡。

（4）让宝宝睡在父母的一侧，而不是在爸爸妈妈的中间。

（5）如果可以的话，尽量母乳喂养，并且让宝宝保持仰卧的睡姿。

（6）如果宝宝是早产儿或低体重儿，一定要避免母子同床。

（7）保持室内空气流通，不要使用蜡烛、熏香。

（8）用一张适合的毯子把宝宝舒适地包裹起来，防止他睡着的时候不小心翻滚到地上。

不管是父母和宝宝同床睡，还是分床睡，关注宝宝的感受，是每位父母需要重视的事情。与孩子同床的父母可以更密切地关注孩子晚上的情况，而与孩子分床睡的父母同样不能忽略夜间恐惧和焦虑给孩子带来的不安。尤其是在孩子需要时，父母给予孩子的回应和安慰，才是最有利于孩子成长的要素。

如何哄宝宝睡觉

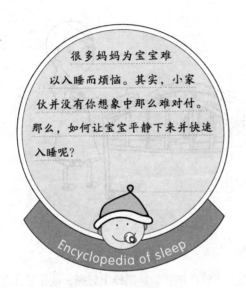

很多妈妈为宝宝难以入睡而烦恼。其实，小家伙并没有你想象中那么难对付。那么，如何让宝宝平静下来并快速入睡呢？

Encyclopedia of sleep

刚开始的时候，不妨这么做

为了让孩子平静下来，父母可以将他搂在怀里，或者躺在孩子的身边。与此同时，放一些轻柔的音乐，轻轻哼唱，或是轻拍他的后背。如果宝宝焦虑不安轻泣，可以试着轻柔地摩挲一下他的脊背，或是用自己的面颊轻轻地蹭他的面颊。总之，需要让孩子感受到你的温暖、慈爱，以及对他的保护。

吮吸也是安抚宝宝的妙招

吮吸是婴儿的本能。对宝宝来说，吮吸乳房、奶嘴、手指，都能使他平静下来。因此，在宝宝哭闹的时候，可以尝试给他一个安抚奶嘴。

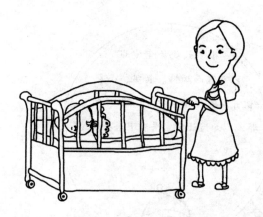

有节奏的安抚动作

许多家长认为，把宝宝放在摇篮里、摇椅上轻摇，或用婴儿背带背着宝宝去散步，也会让宝宝平静下来。的确，有节奏的动作是安抚宝宝最重要的方法之一。也许这种有节奏的动作使宝宝回想起了在妈妈子宫里的日子，因此能让他平静下来。

襁褓法

把宝宝用襁褓包起来，无论是将其搂在怀中还是放在婴儿床里，都会给宝宝带来美好的感觉。跟有节奏的安抚一样，温柔的包裹模拟出了宝宝在妈妈子宫里的环境，令他感到熟悉和舒适，从而容易平静下来。

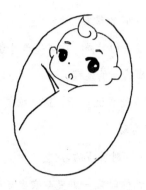

心爱小物

给小宝宝一个舒服、可爱的小物件也能帮助他很好地入睡。比如一条毛毯、一个泰迪熊，这些小物件都可以帮助宝宝建立自信和安全感。在宝宝感觉到压力的时候，对于那些性格谨慎敏感的宝宝来说，心爱小物的安抚作用更为明显。而且他们可以随时待命，不管白天还是夜晚。

不过，要确保一点，不要让宝宝的心爱小物上有任何小部件，例如毛绒玩具上的纽扣眼睛或小珠子，这些东西很可能被宝宝吃进嘴里而造成窒息或堵住宝宝的鼻子。

相关阅读：睡眠策略并不只是让孩子哭个够

睡眠策略是利用婴儿睡眠、清醒生理规律的自然形成过程，帮助宝宝学会睡眠。这其中包括：

（1）重视宝宝对睡眠的需要。

（2）当宝宝需要睡眠的时候，你要提前计划好。

（3）让宝宝保持短时间的清醒，即1~2小时。

（4）学会辨别宝宝的昏沉信号，这意味着小家伙想睡觉了，而你也应该抓紧开始安抚行动了。

（5）培养宝宝晚上定时就寝的习惯。

（6）安抚行动展开的时机一定要与宝宝自然需要睡眠的时机相契合。

（7）当移开乳头或是奶瓶时，宝宝很可能会无意识地醒一下，这时不要强迫他进入清醒状态。

开始培养宝宝的睡眠习惯

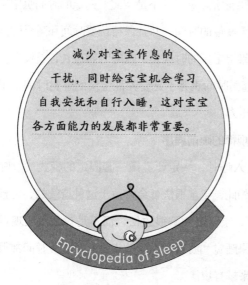

减少对宝宝作息的干扰，同时给宝宝机会学习自我安抚和自行入睡，这对宝宝各方面能力的发展都非常重要。

Encyclopedia of sleep

按照时间表哄宝宝入睡

大多数宝宝出生6周后，是开始培养睡眠习惯的好时机。这时的宝宝一次醒着的时间通常不会超过2个小时。

如果宝宝醒来后，太久不让他睡觉，他可能就会因为过度疲倦而难以入睡。因此，父母可以每隔2小时就哄他入睡。同时，父母要注意观察宝宝困倦的表现，看看他有没有揉眼睛、拉自己的耳朵。如果宝宝开始出现这些表现，就应该及时哄他睡觉了。

观察宝宝发出的疲倦信号还只是第一步，父母还需要了解宝宝疲倦的时间点，知道这个时间点后，就能对宝宝每天的睡眠习惯和生活节奏形成一种直觉："宝宝困了，他想要睡觉了。"

当然，按时间表哄宝宝睡觉，并不是按照妈妈定的时间哄宝宝入睡，而是用心找出宝宝疲倦的时间，并且保持玩耍时间和睡觉时间的间隔规律。所以，如果宝宝玩的时间长、睡的时间也长，就没必要非得坚持2小时原则，遵循时间表并不是要弄乱宝宝的睡觉时间，千万别让自己屈服于时间压力。

为宝宝建立一套规律的睡前程序

父母每次哄宝宝入睡时，一定要遵循一套固定的模式——睡前程序。如果每天都能如此，宝宝很快就会得益于这种持续的、可预见的生活习惯，关键是，宝宝会感到很放松，而不是对睡觉表现得很抗拒。事实证明，如果睡觉和游戏时间、散步时间及吃饭时间都很固定，宝宝的作息会越来越有规律。

很多睡眠专家指出，随着宝宝的成长，睡前程序也在逐渐加长。现阶段宝宝的睡前程序最多坚持5分钟，睡前程序包括以下部分（或全部）内容：给宝宝洗个澡、讲个故事、给宝宝唱摇篮曲、跟宝宝玩个安静的游戏、亲吻宝宝道晚安。需要确保这些活动可以帮助宝宝平静下来，而不是让他变得更烦躁。

另外，很重要的一点是，不管采取何种睡眠模式，一旦形成规律，就要固定下来，每次哄宝宝入睡都要遵循这套程序。

准备好属于宝宝的床铺

如果现在宝宝还和大人一起睡，那么，等宝宝百天的时候，就要着手为他准备属于自己的床铺了，否则他很可能会形成依赖。

面对这种突如其来的改变，如果宝宝一时半会很难适应的话，那就先尝试让他在白天的时候在自己的小床上睡觉。

与此同时，还需要把宝宝的小床放在妈妈的旁边，然后再逐渐分离。这样做，虽然很可能会失败，但是只要坚持，妈妈和宝宝的负担就会渐渐消失，宝宝也会睡得更加安稳。

睡眠小贴士

　　虽说洗澡是让宝宝放松上床的一个好办法，但是如果你的宝宝在浴盆里明显过于兴奋，或不喜欢洗澡，那么最好别把洗澡作为睡前程序的一部分。安静地抱抱宝宝，或是给他讲个故事，效果会更好。

关于宝宝睡眠的普遍误解（0~3个月）

误解1：宝宝睡着了，家人就要轻手轻脚地

真相： 很多家长认为只要宝宝睡着了，家里或是屋外稍微有一点"风吹草动"，他便难以入睡，或是在熟睡中被惊醒。因此，只要宝宝睡着了，家人就会轻手轻脚地，生怕把孩子吵醒。

其实，对婴儿来说，在最自然的"家庭噪音"背景下，他们照样能安然入睡。而且婴儿还在妈妈子宫里的时候，就无时无刻不被柔软的触觉、响亮的呼呼声以及摇晃这些感受包围着。让他在安静的环境中睡觉反倒是对他感官上的剥夺。另外，还有研究表明，大多数孩子在3~4个月的时候，就开始自觉地培养"抗干扰"的调节能力了。

所以，家长大可不必在房间里特意踮脚走动，不小心弄出一点点声响就神经紧张。否则，你的宝宝很可能只有在刻意制造的极度安静的环境里才能入睡，这样非常不利于良好睡眠习惯的养成。

误解2：千万别叫醒睡着的宝宝

真相：叫醒熟睡的宝宝是一种正常的做法。比如，如果宝宝睡觉的时候排便了，为了保护他的皮肤，就得把他叫醒。而不是一厢情愿地认为只要宝宝睡着了，就万万不可打扰。当然，叫醒宝宝也是有技巧的，这里教你几个温和的办法，让宝宝愉快地醒来。

如果宝宝睡得太沉，不妨在他即将睡醒前的10～20分钟，放些轻音乐，每隔几分钟加大一些音量。然后拉开窗帘，诱导宝宝从睡梦中自然醒来。也可以轻抚宝宝的面颊，轻声呼唤他的名字。在如此轻柔的刺激下，宝宝会慢慢地由深睡状态进入浅睡状态，最终慢慢醒来。当然，在宝宝醒后，最好允许他再躺几分钟，然后再给宝宝穿衣服。

误解3：是时候教宝宝在自己的房间睡觉了

真相：毫无疑问，每位父母都希望自己的宝宝是个独立自信的孩子。但是任何事情的实现并非一蹴而成。事实上，让还在嗷嗷待哺的宝宝独自睡在另一个房间并不是一件可取的事情，甚至非常危险。

误解4：宝宝需要适应家庭，而不是让整个家庭去适应他

真相：对于小宝宝来说，相比立规矩，建立起他对你的信心和信任，培养宝宝的安全感才是第一重要的。

要知道，当宝宝在妈妈子宫里时，每一秒钟你都摇晃他、抱着他。所以在最初的几个月，即使每天你都有一半的时间在抱他，但是从宝宝的角度来看，那也减少了一半的亲密时间。

所以，现在就开始行动，尽情享受搂抱、亲吻你的宝宝所带来的那份甜美与感动吧，让他感觉被保护、被爱护无疑是最重要的。

问与答：关于宝宝睡眠的常见问题（0~3个月）

问：我的宝宝是母乳喂养，为什么晚上喂食的次数要明显比别的那些奶粉喂养的婴儿多呢？

答：的确，母乳喂养的婴儿在晚上需要多次喂食，而且孩子也更容易饿。一方面是因为母乳更容易消化，另一方面是，母亲自己不太确信自己的宝宝是否已经吃饱了，或是究竟吃了多少，从而导致频繁喂奶。

问：宝宝吃奶睡着后，我需要给他拍嗝吗，这样会把他吵醒吗？

答：的确，很多宝宝吃完奶后，常常会变得非常安静和满足，或许边吃边睡着了，尤其是有舒适襁褓的包围时。但是即便如此，仍然需要给他拍嗝。想必没有人愿意看到孩子把整顿"饭"都吐出来，然后再吃一顿吧。

问：我的宝宝只要天一亮就会醒来，这是怎么回事呢？

答：当清晨的第一缕阳光照进屋子里，照在宝宝紧闭的双眼、小小的身躯上时，宝宝体内的褪黑素就会停止分泌，并打开他的生物钟。这似乎是在提醒宝宝：乖孩子，别睡了，该起床了！

如果你想让宝宝多睡一会儿，可以事先用遮光的窗帘挡住一部分阳光。

问：我的宝宝才1个多月大，常常日夜颠倒，我该怎样纠正这个问题呢？

答：为了帮助你的宝宝纠正这个问题，你可以试试下面这些方法，理想的话，一般一个星期左右就可以调整过来。

（1）多带宝宝出去散步，享受充分的日光照射。如果天气条件不允许的话，就在家里享受一下日光浴，尤其是在清晨，这样有助于宝宝形成规律的生物钟。

（2）白天多用背带背着宝宝（或是使用秋千椅），向他灌输"白天是用来活动的时间"这个概念。

（3）在所有小睡和夜间睡眠时，使用襁褓法来安抚宝宝更好地入睡。

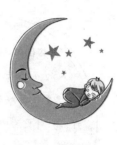

第五章
4～12个月：完成睡眠习惯的阶段

4～8个月宝宝的正常睡眠情况

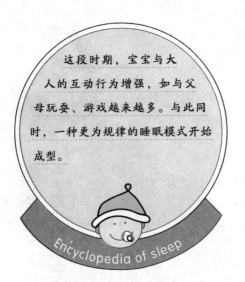

这段时期，宝宝与大人的互动行为增强，如与父母玩耍、游戏越来越多。与此同时，一种更为规律的睡眠模式开始成型。

Encyclopedia of sleep

宝宝的睡眠越来越像成人

现在宝宝已经4个月大了，他的睡眠越来越像成人，不经过REM睡眠期就直接进入睡眠，也就是说，小宝宝睡着后不久，就会进入熟睡模式，而且小月龄时期"抱手上睡很熟，一放床上就醒"的现象也会明显得到改善。如果在此之前，宝宝只有抱在怀里才能小睡，现在不妨尝试一下入睡后把他放下，如果实在放不下，妈妈们也不用过分焦虑。

不要因担心而偏离目标

随着孩子月龄的增大，他们会越来越喜爱父母的陪伴逗玩，而你做其他事情时，比如，给他穿衣服或是让他自娱自乐一会儿，小家伙很可能会发出抗议，其实这种抗议也是非常自然且合理的。

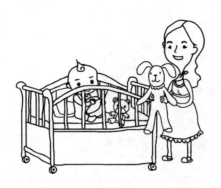

事实上，与宝宝玩得越多，他期望得到的快乐也就越多。这是非常自然的事情，并没有对错之分，父母只需要让宝宝明白做这些事情的时候，并不是想要抛弃他或是忽视他。

与此类似的是，在宝宝需要睡眠的时候，如果让他结束有趣的游戏，进入无趣、黑暗的房间，他也许会为此大哭大闹，但你这样做并不是一种无情的行为。

相反，让已经疲劳的宝宝硬撑着玩耍，只会让他的脾气变得暴躁，难以管教，而父母也会因此变得情绪激动，这样反倒不利于管教孩子。

当然，如果你觉得对仅仅4个多月的宝宝来说，这些是不可接受的，那么请在宝宝9～10个月的时候重新考虑本节的睡眠指点。

9个月宝宝的正常睡眠情况

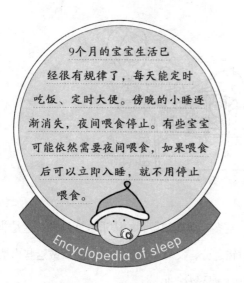

9个月的宝宝生活已经很有规律了，每天能定时吃饭、定时大便。傍晚的小睡逐渐消失，夜间喂食停止。有些宝宝可能依然需要夜间喂食，如果喂食后可以立即入睡，就不用停止喂食。

Encyclopedia of sleep

宝宝变得越来越不合作了

困了要睡觉，醒了要起床，这些天经地义的事，到了宝宝这儿，却成了令爸妈头痛不已的难题。也许你已经发现小宝宝越来越固执了，你甚至觉得他简直太不顺从、太不合作了。

但事实上这些行为是与宝宝的自觉性、独立感的健康发展息息相关的。别看宝宝还只是个小不点儿，可是他的主意却不小，无论是穿衣、吃饭，还是在公众场合，他都有可能表达出自己的意愿，说要就要，说不要就不要，可以说，宝宝比之前更加努力地表达他们想要或不想要什么。

　　然而，父母此时遇到的困难或宝宝的"反抗"行为，也只是宝宝"不顺从阶段"的开始。因此，父母应该明白一点：宝宝因自己的独立感、固执而导致入睡前的反抗其实是很正常的，而且还会随宝宝月龄的增大而不断增强。

第三次小睡消失

　　大多数宝宝在9个月大时，睡眠习惯上的改变之一就是不再有第三次小睡。如果宝宝在傍晚依然会小睡一会儿，就会导致夜晚入睡时间的延后。

　　另外，如果宝宝属于非母乳喂养，从这个月开始很可能会养成起夜或夜间喂食的习惯，如果喂食后宝宝便睡着了，那就可以继续下去。但是如果他闹着要玩耍，或是即便喂了宝宝，他也无法轻易入睡，那就果断地停止夜间喂食。

> **睡眠小知识——宝宝睡前的反抗往往与内心的孤独恐惧有关**
>
> 　　很多宝宝在这一阶段常常会出现害羞、害怕陌生人等行为，也有的宝宝单独一个人在房间里时，或是由保姆照顾时，会感到很伤心或者大哭，心理学家将这种行为称为孤独恐惧感。另外，宝宝在夜晚入睡前表现出的强烈反抗，也与这种孤独恐惧感有关。

10～12个月宝宝的正常睡眠情况

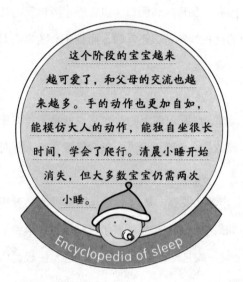

这个阶段的宝宝越来越可爱了，和父母的交流也越来越多。手的动作也更加自如，能模仿大人的动作，能独自坐很长时间，学会了爬行。清晨小睡开始消失，但大多数宝宝仍需两次小睡。

Encyclopedia of sleep

不要剥夺宝宝的小睡

随着宝宝的逐渐长大，父母往往会陪孩子一起做更多的事情，与此同时，这个时期的宝宝逐渐学会了爬行，甚至蹒跚学步了，如果此时父母剥夺了孩子的小睡，很可能让他感到疲惫。而宝宝为了适应疲惫就会产生更多的荷尔蒙来保持清醒。

然而，随着小睡的消失，宝宝不仅会出现明显的疲惫倾向，在午后晚些时候或傍晚，还会表现得急躁不安，而且有的宝宝在晚上还会出现没有理由的起夜，再次入睡则变得非常难。

所以，宝宝入睡困难之所以突然成了一个大问题，跟宝宝没有养成健康、有规律的小睡习惯大有关系，大人剥夺孩子的小睡往往是导致宝宝入睡困难问题的根本原因。

如果宝宝的睡眠只是偶尔因生病、旅行、聚会或假期拜访而被轻微扰乱的话，他仅需要一些小调整即可重新恢复正常的睡眠习惯。但是如果父母对宝宝较差睡眠模式的出现和延续不采取措施，宝宝的睡眠问题就会越来越严重，哪怕很小的外界干扰都会给宝宝造成长时间的不安。

宝宝可能需要两次小睡

尽管有些宝宝仅需要一次小睡，但是这个年龄段的大多数宝宝仍然需要两次小睡。如果宝宝是由保姆看护的话，很可能会出现这样一个现象：当父母不在家的时候，保姆可以让宝宝安稳地小睡两次，一旦父母自己带孩子了，小家伙很可能只是小睡一次。

为什么会出现这种情况呢？原因在于这个阶段的宝宝很会区别对待人和事物。他们知道保姆得听父母的安排，到点就得睡觉，根本没法反抗。但是一旦面对父母，这些古灵精怪的小家伙又会发现："原来我的抵抗还可能换来更多的玩耍时间，这简直太棒啦！"

毕竟许多父母在哄宝宝入睡时，常常反复无常，这就给那些不爱睡觉的宝宝提供了机会，"既然大人可以把我带出安静、令人厌倦的卧室，我为什么要睡觉呢？外面多好啊，我要出去玩！"

学会看护宝宝入睡

不管宝宝有没有入睡难的问题，看护宝宝入睡都是十分有必要的。实际上大多数妈妈都会抚慰自己的宝宝入睡，这种母亲与宝宝之间的亲情也是最美妙的。

但是有一点一定要记住，无论宝宝在妈妈的怀中能否很好地入睡，当他们需要睡觉时就要把他们放入婴儿床中。当宝宝入睡的时间有了一定规律时，良好的睡眠便指日可待了。

还是有睡眠问题？该采取行动了

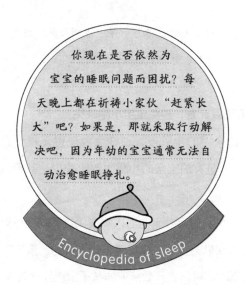

你现在是否依然为宝宝的睡眠问题而困扰？每天晚上都在祈祷小家伙"赶紧长大"吧？如果是，那就采取行动解决吧，因为年幼的宝宝通常无法自动治愈睡眠挣扎。

Encyclopedia of sleep

宝宝总是早早醒来，抚慰很关键

很多宝宝在4～12个月的时候，常常是晚上6～8点上床睡觉，早上6～7点醒来。如果宝宝在6点以前便醒来了，建议不要理他，因为如果宝宝这时得到了太多的关注，往往会为了得到父母更多的陪伴而变得更加抗拒睡眠。长此以往，势必会打破一整天的睡眠平衡，让宝宝过度疲劳。

所以，父母平时应该让宝宝晚上早点睡觉，这样他们很可能会睡得更多，醒得更晚，因为宝宝休息好了，睡眠也会好的。虽然这跟我们的直觉常识相悖，但这确实是事实。

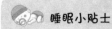 **睡眠小贴士**

　　如果你的孩子早上醒得太晚，你可以早一点叫醒他，这样可以让小睡时间和晚上的上床时间更早一点。

制订一个24小时的睡眠计划，避免宝宝小睡缺失

　　如果宝宝处于9～12个月的年龄段，往往会表现得无畏、自信满满、探索欲又极强。于是有的宝宝的小睡次数比较少，甚至只有一次。

　　然而，小睡缺失引起的疲劳会让宝宝的入睡或保持沉睡变得更加困难。但依旧有不少父母误以为仅有一次小睡也是可以的。事实上睡眠缺乏的后果是长期积累的，最终会导致疲劳的孩子出现异常表现。

　　为此，父母需要制订一个24小时的睡眠计划来培养孩子的健康睡眠习惯。

宝宝太过兴奋，晚上入睡困难

　　很多父母整天在外工作，只有晚上回到家才能见到孩子，而孩子好不容易见到父母，难免会兴奋，又想和父母多待一会儿，以至于迟迟不肯睡觉。

　　在这种情况下，小家伙很难在几分钟之内就完成从笑嘻嘻到独自适应漆黑、寂静的睡眠环境的转变。

所以，在睡前的1个小时，父母应该安静地和宝宝玩耍，并且把房间的灯光调暗。另外，避免直接或通过母乳喂给宝宝含有兴奋剂的食物，比如咖啡、巧克力。当然，还需要确保一套很好的睡前程序。

 睡眠小知识——过于疲劳会让孩子更难入睡

美国睡眠基金会发现，过于疲劳的孩子要多花20%的时间才能入睡。对于那些精力超级旺盛的孩子来说，会更为强烈。为此，在宝宝疲劳之前就让他们睡觉，多数宝宝会很容易睡着，并且睡的时间会长一些。

摆脱宝宝夜间醒来的困扰

不少父母经常会有这样的疑惑：我的宝宝已经10个月多了，可是夜晚常常醒来，这是为什么呢？

大多数宝宝从9个月开始，随着身体活动和思想活动的逐渐增加，开始到处爬，到处探索，变得更加活跃与独立。如果你的宝宝有类似情况，并且平时在晚上八九点之间上床，那么，不妨把宝宝的入睡时间稍微提前一点，这样宝宝夜间醒来的问题很可能就会得到解决。

孩子对这种变化是很容易接受的，只是对于下班较晚的父母来说有些难以适应。但是别忘了，孩子在睡眠模式上的一点点改变就能带来睡眠质量上的大大改变。

当然，在开始采取行动之前，还需要明确一件事，那就是宝宝真的存在睡眠问题吗？如果宝宝一个晚上可以睡8个小时，白天能小睡3个小时，那就已经可以了。要知道并不是所有的宝宝都能连续睡上10个小时。

但是如果你觉得小家伙存在睡眠问题，那么下一步需要做的就是认真观察，包括宝宝疲劳时的早期信号、小睡的时间和持续时长、睡前程序、夜醒的时间和持续时长、晨起时间，同时还需要记下当天的其他大事件，例如进食、哭闹和排便等。

喝出优质睡眠

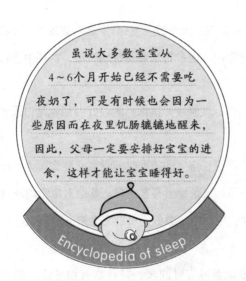

虽说大多数宝宝从4~6个月开始已经不需要吃夜奶了，可是有时候也会因为一些原因而在夜里饥肠辘辘地醒来，因此，父母一定要安排好宝宝的进食，这样才能让宝宝睡得好。

Encyclopedia of sleep

很多妈妈经常会有这样的疑问："为什么我的宝宝原来睡得好好的，最近却突然开始在凌晨2点左右饥肠辘辘地醒来呢？"

其实，这与以下几个原因有关：

（1）宝宝吃了较多的低卡路里的食物。对于不满1岁的宝宝而言，最好的营养来源并不是低卡路里的固体食物，例如胡萝卜或米粉，而是高卡路里的乳汁。尽管宝宝急切地想要把胡萝卜泥放进自己的小嘴里，不管是好玩还是美味，但是如果他在白天吃了太多这种食物的话，夜醒的次数就势必会增多。

（2）宝宝太爱热闹了。有些宝宝白天太容易分心，对什么都好奇，一上餐桌上就急匆匆地胡乱吃几口，生怕错过什么有趣的事情。这样很容易在半夜被饿醒。

（3）宝宝正处于猛长期。大多数宝宝在1岁之内会经历一段较快的发育时期，在这段时期内，他会特别容易感到饥饿，往往会在浅睡眠阶段醒来大吃一顿。

不过不管是什么原因，减轻夜间饥饿感的最好办法就是白天喂食更多乳汁。

另外，再补充一个建议，宝宝的睡眠时间没有必要像军人一样严格遵循，毕竟宝宝生病了，或是家里有客人来，都会对宝宝的睡眠时间产生影响，而且在现实生活中，类似不可能完全遵守时间表的情况总是突如其来。

所以，父母只需要试着遵守时间表，并且富有预见性，如果能够合理地贴近弹性的时间表和规律的睡前程序，一样可以让宝宝睡个好觉。

关于宝宝睡眠的普遍误解（4～12个月）

误解1：只要让宝宝一直醒着，直到玩累了再睡觉，他就会睡得久一些

真相：事实上恰恰相反，不让宝宝小睡或是延迟就寝时间会让他们过于兴奋、焦躁不安，对于热情、好奇心强的宝宝来说尤其如此，他们会不停地眨眼睛、抓耳朵，挣扎着不肯睡。

另外，如果宝宝白天睡不好的话，晚上的睡眠就会变得更糟糕。通俗地说，如果宝宝的前一觉没有睡好，就会影响下一次的睡眠，而前一次睡好了，就能促进下一次睡眠。所以，在宝宝哈欠连天、睡眼蒙眬之前就哄他小睡或者开启睡前程序，他会入睡更快，睡眠时间也会更长。

误解2：宝宝满4个月就该停止使用襁褓

真相：关于襁褓，不少父母往往会有这样的顾虑：宝宝需要解放双手，以便吮吸、自我安慰，而使用襁褓时间太长会让宝宝变得依赖。

实际上，宝宝使用襁褓到4个月或更大一些才是最好的。因为白天不用襁褓时，宝宝有足够多的时间锻炼吮吸手指的能力，并且练习翻身和坐，而且宝宝也不会对襁褓产生依赖性。

误解3：晚上喂米粉可以改善睡眠

真相：一直以来，不少妈妈们认为睡前给宝宝喂一两勺米粉能填饱他们的肚子，让他们安安稳稳地睡个整夜觉。事实上这种方法对于改善宝宝的睡眠没有任何作用。

婴儿米粉给宝宝带来的饱腹感，远远不及营养丰富的母乳或配方奶粉，因为母乳或配方奶粉里面的脂肪、碳水化合物和蛋白质会转化成蛋白颗粒凝结在胃里，然后被宝宝缓慢地消化、吸收。此外，从营养成分上看，婴儿米粉的营养价值也比不上母乳或配方奶粉。所以说，喂米粉能改善睡眠的想法完全是错误的。

误解4：宝宝已经6个月了，吃固体食物才能睡得好

真相：现在宝宝是那么喜欢抓大人的餐具，确切地说，他们是喜欢抓大人手里的任何东西。毕竟看着这些漂亮的、令人流口水的食物，谁都想赶紧往嘴里塞。但是，妈妈们不能因此就认为固体食物在这个阶段很重要。

实际上，对于这个月龄的宝宝来说，95%的热量由母乳或配方奶粉提供，母乳或配方奶仍然是宝宝最佳的食物选择。宝宝到了9个月的时候，75%的热量仍然由母乳或配方奶粉提供。所以，一定要确保宝宝在白天的时候不会因为吃了过多的辅食而错过吃奶。否则，到了晚上，他很可能会被饿醒。

问与答：关于宝宝睡眠的常见问题（4~12个月）

问： 为什么带9个月的宝宝去外婆家，睡前他会那么烦躁不安？

答： 大多数宝宝从6个月开始，就开始懂得认识周围的世界了，并且可以识别出什么是熟悉的，什么是陌生的。

对宝宝来说，宝宝的家和外婆的家在居家的布置、房间的灯光，甚至是衣物上的气味等方面，都可能存在巨大的差别。尤其是对那些天生敏感的宝宝，这种情况就更有可能出现了。

为了减少不必要的干扰，妈妈不妨把外婆家的睡眠环境打造得尽可能和自己家里一样，比如，使用相同的夜灯、床单、心爱小物等。

问： 我的宝宝5个月了，睡觉的时候偶尔会便便，我应该给他换尿布吗？

答： 宝宝在夜晚会频繁地排尿，甚至大便，这很正常。但是因为这种情况不容易被察觉，所以大人很难知道什么时候该给宝宝换纸尿裤。为此，在给宝宝穿纸尿裤睡觉之前，就要记得在他的小屁股上抹上一层防护霜。但是，如果你肯定宝宝已经排便了，就应该立刻给他换上干净的纸尿裤。当然，为了让宝宝能够重新睡眠，最好轻轻地拍一拍他，一两分钟他就会再次睡着了。

问：我的宝宝什么时候才能跟学步期的宝宝睡在一起呢？

答：尽管学步期的宝宝很喜欢小婴儿，也很友爱地和小宝宝玩耍，但是不能指望他们能保护小宝宝，毕竟他们也还小。为此，不妨等到年纪小一点的宝宝能够真正保护自己的时候，再考虑睡在同一个房间吧。

问：我很享受给宝宝喂奶的过程，但我应该什么时候给他戒夜奶呢？

答：的确，哺乳是最令妈妈感到快乐的育儿经历之一，而且母乳喂养无论对宝宝还是对妈妈都非常健康。如果你和丈夫都坚持喂夜奶，那就不要急着戒掉。

戒掉夜奶是一个循序渐进的过程，所以妈妈也要循序渐进地进行。一般来说，大多数5个月左右的宝宝可以不用吃夜奶，能睡长觉，持续睡6小时以上。

问：有时候，我在半夜里会突然发现宝宝迷迷糊糊地站在婴儿床里，却不懂得坐回去。我该怎么办？有什么建议吗？

答：宝宝正向他的双腿发送一个强有力的信号，让它们伸直站立，但是他却无法发送另外一种信号，命令它们放松、弯曲，然后坐回去。

　　为此，需要在白天的时候，引导宝宝做这样一些练习：鼓励宝宝的小手指牵着大人的手指站起来，然后放低你的手指，引导他坐回去；将你的双手放在宝宝的腋下，扶着他站起来，再练习坐回去；让宝宝在婴儿床里站起来，然后向他示范如何把手滑下去一点儿，让他学会怎么坐下去。

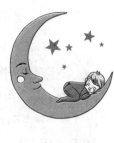

第六章

1～6岁：安排正确的睡眠训练

13～15个月宝宝的正常睡眠情况

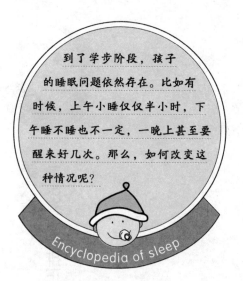

到了学步阶段，孩子的睡眠问题依然存在。比如有时候，上午小睡仅仅半小时，下午睡不睡也不一定，一晚上甚至要醒来好几次。那么，如何改变这种情况呢？

Encyclopedia of sleep

每天保证有一到两次的小睡

大多数宝宝在12个月的时候，白天会有两次小睡，而少部分宝宝只在下午有一次小睡。到了15个月时，40%的宝宝还需要两次小睡，而一半多的宝宝只需在下午小睡一觉。在这个短暂的时期内，这个变化可能会很顺利，也可能比较艰难，小睡一次不太够，而小睡两次又做不到。

把晚上的睡觉时间提前

为了使这个变化过程更容易一些，父母不妨把孩子晚上的入睡时间提前一点，这样，他在第二天上午的睡眠时间就会缩短，或是不想睡觉，只是投入地玩耍，实际上这些孩子大部分都不会有很疲惫的表现。这样一来，上午的小睡自然而然就消失了。

另外，有些孩子习惯在上午一睡就是好几个钟头，这样到了下午的小睡时间，就会表现得极为抗拒，要么根本睡不着，要么在下午接近傍晚的时候睡眼蒙眬，看起来很疲惫。可是到了晚上，睡觉时间到了，他又累过了头。一个解决方法就是把孩子晚上的睡觉时间提前，这样他在第二天早上醒来的时候才会精力充沛，上午的小睡时间自然也会缩短了。

睡眠新主张

晚上提前睡觉意味着父母下班回家后就要缩短与孩子的亲子时间。为此，父母不妨在上班前抽出一段时间与孩子玩耍。总之，父母要尽量根据孩子的需要来安排晚上睡觉的时间和白天的小睡。

缩短孩子上午小睡的时间

当然，也可以强行缩短孩子上午小睡的时间，在他睡了一个小时左右就把他叫醒，或是在他睡醒上午觉以后把他带到户外，然后在午休之前，慢慢减弱这种刺激。这样孩子就会因为太疲惫而很快入睡了。不过，在午睡的时候，仍然需要给孩子长时间、更放松的睡前抚慰。

　　总而言之，协调好父母的时间和孩子的睡眠需要，在很大程度上决定了孩子的小睡状态，但是如果孩子总是频繁地表现出急躁、易怒、爱发脾气的倾向，那就意味着他可能需要更长时间的睡眠。

16~24个月宝宝的正常睡眠情况

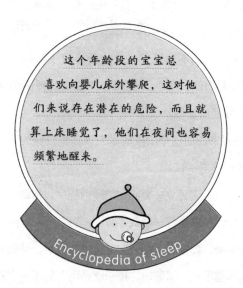

这个年龄段的宝宝总喜欢向婴儿床外攀爬，这对他们来说存在潜在的危险，而且就算上床睡觉了，他们在夜间也容易频繁地醒来。

Encyclopedia of sleep

上午的小睡消失了

大多数孩子到18个月的时候，上午不再小睡；24个月的时候，90%的孩子只在下午小睡。这个时期大多数孩子的午觉需要睡2小时左右。当然，也有些孩子在2岁之前，白天依旧要小睡两次。如果宝宝有这样的情况，则不要强迫他改变，顺其自然为好。

夜间频繁地醒来

这个年龄段的宝宝有一个特点就是夜间总是频繁地醒来哭闹，而只要把他抱起来，他就不哭了。如何解决这种情况呢？

首先，要认真回忆一下，最近一段时间是否有什么原因干扰了宝宝的生活规律，或是让他感到过于疲劳？总之，要尽量找出宝宝醒来的原因，比如纸尿裤湿透了、宝宝饿了、宝宝在白天的情绪焦虑、宝宝鼻子不通或者是睡衣不舒服等。

排除这些干扰因素，我们不建议父母过分关注孩子在晚上的哭闹。如果不管不顾地就去抱他、哄他，反而会使宝宝的睡眠断断续续，这样只会导致宝宝睡眠质量低。

如果宝宝总是夜里醒来，而这个阶段他本应该睡整夜觉的，又该怎么办呢？以下一些建议值得一试。

首先，正如我们提到过的要建立一套固定的睡前程序，帮助宝宝产生相应的睡前联想。比如，可以指着一个数字钟说："看，现在是7点半了，你该洗澡了。"洗完澡，拥抱、亲吻宝宝，再讲个故事，然后对宝宝说："现在8点了，该睡觉了。"渐渐地，孩子就会明白到了一个特定的时间，就没有人会来跟他一起玩，所以他也就乖乖地睡觉了。

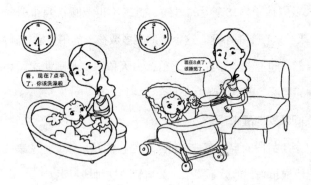

你也可以拿一些能用来自我安慰的东西帮助他入睡，比如一只玩具熊或者一条毯子。当然，也可以和孩子依偎着躺在一起，假装你自己睡着了，他慢慢地也就睡着了。

最后，如果想让宝宝睡一整夜而不影响整体的睡眠质量，最该做的事情就是教他学会如何自我安抚并重新入睡，与此同时，尽量避免让孩子依赖外部条件，比如灯光、吃着奶入睡。因为他一旦养成习惯，在每次夜醒时就会要有同样的条件才能重新入睡。

睡眠小贴士

在对付孩子晚上睡觉的问题上，如果父母不能够采取一致的措施，那么只能加重孩子分离焦虑的状况。如果孩子已经有很长一段时间一到晚上就抗拒睡觉，在培养孩子健康的睡眠习惯的过程中，要对孩子长时间的频繁哭闹有一个心理准备。

25～36个月宝宝的正常睡眠情况

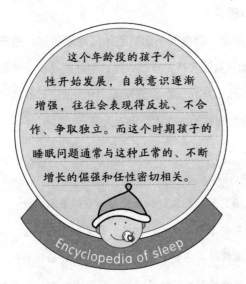

这个年龄段的孩子个性开始发展，自我意识逐渐增强，往往会表现得反抗、不合作、争取独立。而这个时期孩子的睡眠问题通常与这种正常的、不断增长的倔强和任性密切相关。

小睡越来越少

大多数孩子在24个月的时候，只需要睡1次午觉就行，只有5%的孩子还需要2次小睡。当到了36个月的时候，绝大多数孩子仍然要睡午觉，只有不到10%的孩子白天不再小睡。

与此同时，这段时期的孩子还会出现另外一个普遍的问题，那就是不肯睡午觉的孩子会表现得极为疲倦，他们似乎很需要睡个午觉，哪怕只是打个盹儿。

拒绝某个时间的小睡，怎么办

孩子在一个特殊的事件之后，比如聚会、出游、假期等，往往会拒绝睡午觉，导致父母精疲力竭、生气、互相指责，这种时候又该怎么办呢？

要知道，孩子还陶醉于令人兴奋的事情之中，还在期待今天有什么有趣的事发生。这就极易导致睡觉时间不正常，引起孩子的长期疲劳。

要解决孩子拒绝小睡的问题，关键是要判断他什么时候已经累了，且没有累过头。可以在孩子起床后的3~4个小时仔细观察一下，选择一个合适的时间段，把孩子放进婴儿床里。然后，拥抱他、亲吻他、拍拍他，孩子就会渐渐明白：此时此地，不能玩耍，不能游戏，只能睡觉。当他习惯在特定的地方接受熟悉的抚慰以后，就会与感到疲惫、想睡觉联系起来。

睡觉时间要规律，也要灵活

对于2~3岁的孩子，父母要试着把他们的睡觉时间和午睡时间合理地规律化，同时保持这一规律。当然，也要有一定的灵活性，毕

睡 眠 新 主 张

大多数2~3岁的孩子的午睡时间在一个半小时到两个半小时之间，但是这并不意味着孩子就一定需要2小时的午睡。如果孩子的午睡时间不在这个区间内，那就要看看他是否一直都表现得很有精神。

竟大人的生活方式也会影响到孩子的睡眠状态，而且受家庭活动的影响，孩子的睡眠状况也会有所改变。

比如，计划好了一次家庭出游，可是孩子却要睡午觉了，这该怎么办？一般来说，如果孩子每周已经有两三天不再睡午觉了，而且在晚上又能早早地上床睡觉，那么这种情况下就不会有什么问题，只要孩子平时的睡眠状况很稳定就可以。反倒是，如果孩子平时的睡眠就不怎么好，那么，不管事先安排了什么活动都取消吧。错过一次午觉很可能就会惹出大麻烦，因为孩子真的已经很累了，他需要小睡一会儿。

3～6岁孩子的正常睡眠情况

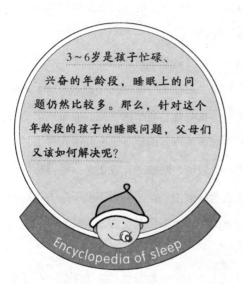

3～6岁是孩子忙碌、兴奋的年龄段，睡眠上的问题仍然比较多。那么，针对这个年龄段的孩子的睡眠问题，父母们又该如何解决呢？

Encyclopedia of sleep

小睡次数及时间逐渐缩短

大多数3岁左右的孩子每天需要睡12个小时，其中晚上睡10～11个小时，白天睡1～2个小时。4岁的时候，大约50%的孩子每周有5天需要小睡。到了5岁，大约25%的孩子每周有4天需要小睡。6岁的时候，孩子就不再需要小睡了，除非他的家庭在周末有小睡的习惯。3～4岁，孩子的小睡时间在1～3个小时，5～6岁开始，孩子的小睡时间缩短到1～2个小时。

如果不得不取消小睡，该如何调整睡眠

这个阶段的孩子，往往需要参加一些学前或是其他有时间计划的集体活动，此时问题就出现了——孩子的时间被安排得太满了，孩子还没有做好准备，小睡就取消了。

当孩子的小睡不得不取消时，该如何调整睡眠呢？一般来说，这取决于孩子的睡眠需要和晚上的睡眠情况。比如，如果孩子看起来昏昏欲睡，不停地揉眼睛，那说明他急需小睡一觉，但是这个小睡却让孩子到了晚上该睡觉的点很难入睡，即使孩子已经很疲惫了，也硬撑着。如果父母把孩子的小睡取消，而孩子在晚上又会睡得特别早，或是早上起得特别晚，那么这种取消对孩子的影响就不会太大。一般来说，如果孩子以前睡觉就比较好，偶尔几次取消小睡则不会造成严重的睡眠问题。

如果已经计划好让孩子参加一些集体活动，为了弥补孩子缺少的睡眠，不妨试试这个办法：每周一到两次让孩子待在家里有规律地小睡，或者安排一些轻松、安静的活动。

睡眠小贴士

这个年龄的孩子体力充沛、好动，比一生中的任何其他阶段都要精力旺盛。但是无论怎样，都应该将养育看成一种长期的责任和义务，而不是一系列的危机和问题，这一点真的很重要。

要不要换到儿童床上

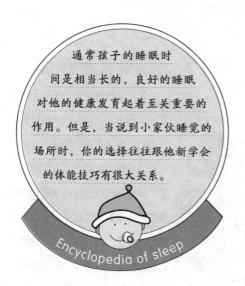

通常孩子的睡眠时间是相当长的，良好的睡眠对他的健康发育起着至关重要的作用。但是，当说到小家伙睡觉的场所时，你的选择往往跟他新学会的体能技巧有很大关系。

Encyclopedia of sleep

婴儿床大逃脱

很多妈妈经常会有这样的困扰，眼看着孩子一天天地长大，会做的事情也越来越多，可是，在睡觉这件事上，你稍不留心，他很可能就会自己从婴儿床里爬出来。虽说大人免不了要暗自窃喜孩子的这种表现，但是十之八九还是心有余悸。

的确，看着小家伙从站到走，再到跑，这个过程实在是很有趣，但是当他突然有一天像突击队队员那样撑着手跳过婴儿床的栏杆时，你就不会再觉得好玩了。所以在他学会逃离婴儿床之前，你要帮他完成从婴儿床到儿童床的转换。因为你根本不知道哪天晚上宝宝会上演一番触目惊心的好戏。

从婴儿床到儿童床的转换

当准备让刚学会走路不久的孩子告别婴儿床，转换到儿童床时，别忘了他处于一个非常容易激动、讨厌改变的时期。为此，父母需要花费一段时间让孩子先适应一下新床。比如，在白天的时候让他在新床上安静地玩一会儿，或是睡个小觉，每天固定一段时间让他在新床上活动几次，当他慢慢熟悉了，自然就能更好地适应了。

睡眠新主张

如果这种转换引起了孩子经常性的夜间活动，比如，哭喊着要爸爸妈妈，嚷嚷着要水喝等，你就要三思而后行。毕竟一个习惯的养成是个缓慢的过程，而且你需要花更多的时间陪着你的孩子、哄他、安抚他。总之，当你深思熟虑后认为这种改变是可行的话，那就坚定决心，对可预见的孩子的抵触也要做好思想准备。

与此同时，也可以继续使用孩子之前已经非常熟悉的一套睡眠暗示，例如心爱小物、睡前程序、催眠曲，这样一来，他会更容易接受这种转换。当然，为了让孩子更好地适应新床，应该采取一些方法来唤起他对这种转换的热情。例如，为他编一些小故事；带他去购物，让他亲自挑选自己喜欢的床上用品；等等。

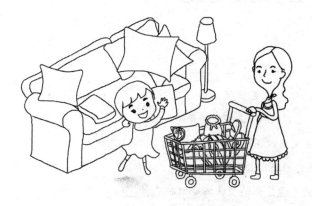

　　当孩子换到儿童床上睡之后，随时随地都能上下床。为此，父母需要给房间做好安全防护，凡是电源插座、窗帘绳带和尖角这些容易带来安全隐患的地方都要认真防护。

建立一套优质的睡前程序

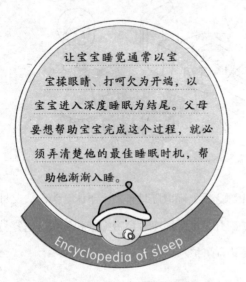

让宝宝睡觉通常以宝宝揉眼睛、打呵欠为开端，以宝宝进入深度睡眠为结尾。父母要想帮助宝宝完成这个过程，就必须弄清楚他的最佳睡眠时机，帮助他渐渐入睡。

Encyclopedia of sleep

在白天就为晚上的成功入睡做好准备

毫无疑问，富有计划性的睡前程序是孩子优质睡眠的关键。但是这样的睡眠程序并不会凭空出现，需要精心计划，而这个计划又开始于每一天的开始。因为如果父母在白天和孩子建立起良好的关系，那么到了晚上他自然会很好地配合你。

为此，父母可以在白天的时候让孩子尽情地享受温暖的阳光、新鲜的空气，多多参加户外活动，给他安排健康合理的饮食，保证规律的小睡，但也不要睡太久，要不然到了晚上，当他过于疲劳时，就会变得特别野蛮、执拗。总之，应该尽可能地让孩子在白天保持活跃。

但是，在睡觉这件事上，孩子讨厌说教，事实上他们更倾向于做自己看见的事，而不是被大人要求的事。所以，父母一定要避免说教。下面推荐几种有趣的方法，既能植入善意和协作的建议，又不会让孩子感到逼迫。

1. 说闲话

当父母和别人谈话的时候，孩子会很认真地"偷听"。因此，父母可以利用"说闲话"这种方式，跟别人说一些关于孩子做的、你想要鼓励（或是不赞成）的事，促使他多一些你鼓励的行为，少一些你不认可的行为。经常这么做的话，孩子一定会有明显的改变。

比如，你可以和丈夫不经意地聊一聊孩子白天睡觉的事："你知道吗？今天宝贝听到我叫他的名字立刻跑过来抱着我要睡觉，我们的孩子真的长大啦！"

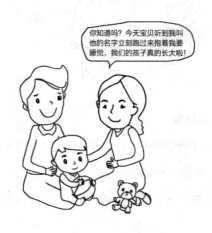

2. 玩玩偶游戏

比起妈妈的话，孩子们往往更愿意听小玩偶的话。比如，如果孩子看着牙刷不肯动手的话，可以转向她喜欢的玩偶说："小兔，宝贝需要你的帮助，不愿意刷牙，但是我不想让他的牙齿上有洞洞，怎么办呢？"接着，你再变成小熊玩偶，换种口吻对宝宝说："你刷牙才能赶走虫子，有健康的牙齿，那样的话，我会为你感到骄傲的。"结果，宝贝果真听了玩偶的话。而你一定要给孩子一个温暖的拥抱，夸奖他是多么棒的一个孩子。

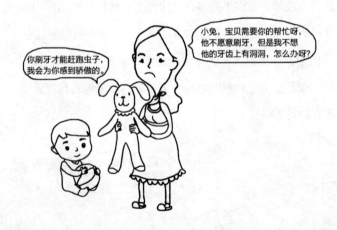

3. 讲童话故事

孩子都喜欢听童话故事，父母可以通过讲故事的方式让隐含的意思慢慢渗透，从而避免唠叨或逼迫。比如，白天你可以抱着宝宝，给他讲一个小故事：小鸭子先是刷了牙齿，然后快速地换完睡衣，最后亲着他的小宠物说晚安！

每天遵循一套优质的就寝程序

对孩子来说，安排一套优质的就寝程序，对规律的睡眠习惯的养成也很有帮助。这好比睡觉前的仪式，可以让他渐渐明白做完这一切就该睡觉了。如果孩子

睡 眠 新 主 张

父母千万不要把收回孩子的心爱小物当作一种惩罚，这么做不仅不能让孩子表现得更好，反而会导致憎恨和不安全感。

还没有形成固定的睡前程序，那么现在就应该开始行动了。

这个过程包括刷牙、洗澡、抚触、穿睡衣等，这些活动在宝宝睡前一个小时就可以进行。给宝宝洗漱完以后，再给他轻声读书、讲故事，也可以让他听一会儿音乐，这不仅能促进睡眠，对孩子的智力发育也很有好处。

每个家庭选择的睡前程序都各有不同，关键是要让这个过程愉快、充满爱意、平静，并且坚持始终如一。而且睡前程序不仅仅是给孩子穿睡衣、洗脸这么简单，同时也是爸爸妈妈与孩子之间爱的纽带。

当然，正如所有的孩子都喜欢跟他们心爱的玩具说"晚安"一样，你的孩子肯定也不例外。像小毯子、泰迪熊都是孩子们睡前程序的好帮手，它们可以给予孩子鼓励，帮助孩子逐渐离开爸爸妈妈，变

得成熟和独立。

最后，跟孩子说说睡前悄悄话，也能促进孩子更好地入睡，而且还是一种高质量表达爱意的方法。

相关阅读：睡前悄悄话——积极态度的力量

在睡前的最后时间，孩子的思绪完全打开，就像一块海绵一样，可以吸收爸爸妈妈充满爱意的话语。

睡前悄悄话正是利用了这个时间段的独特性，在小家伙躺下以后，父母可以给他昏昏欲睡的大脑灌输一些小夜曲。比如，讲讲孩子这一天所经历的有趣的事情，聊聊他的哪些表现非常值得赞赏，或是再说说第二天的安排。伴随着轻柔的音乐，父母的悄悄话好比一个甜蜜的吻，可以让小宝宝甜美地入睡。

以下是如何对1岁多的孩子运用这种程式的建议：

当小家伙舒舒服服地躺在床上后，你就可以依偎在他的身边，静静地陪着他；

你的声音要温柔、亲切，让孩子感受到你的亲和与温暖；

你可以和孩子一起憧憬一下明天，并聊聊可能发生的值得期待的事情；

当然，在这漫长、疲惫的一天即将结束时，给孩子一个温暖的拥抱或是甜甜的吻，那就再好不过了。

帮助孩子整夜安睡

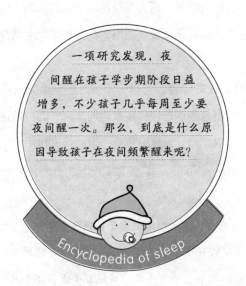

一项研究发现，夜间醒在孩子学步期阶段日益增多，不少孩子几乎每周至少要夜间醒一次。那么，到底是什么原因导致孩子在夜间频繁醒来呢？

Encyclopedia of sleep

如果孩子继续夜间醒，可能是以下干扰因素造成的。

1. 饥饿

一般来说，大多数学步儿白天摄入了足够的营养，睡前再喝点奶的话，基本能够保证连续睡8～10个小时。但是如果孩子在凌晨2点就会醒来，想要吃上几口的话，就要想办法帮他改掉这个习惯了。

比如，控制夜间热量的摄入，只喂一边乳房，如果喝配方奶粉的话，试着把奶液兑稀一点，这样孩子在早上醒来后会更加饥饿，白天就会吃得更多，晚上自然就吃得少了。

2. 长牙

多数孩子在出牙期间会有睡不安稳的现象，不仅如此，心情也会变得烦躁不安，有的还会出现咬牙、抓头等动作。就像轻微的头疼一样，长牙带来的不适在白天很容易被孩子忽略，但是到了晚上就没有那么好受了。

针对长牙疼痛引起的睡眠障碍，父母一定要足够耐心地安抚孩子。晚上睡觉前不妨用纱布包裹手指轻轻按摩他的牙床，既可以达到清洁的作用，又能缓解牙龈痒痛，对睡眠也有一定的促进作用。至于是否要给孩子使用专门治疗牙痛的产品，一定要向医生咨询。

睡眠小知识——当心，生长疼痛也会导致孩子夜间醒

通常，在3～12岁的孩子中，有多达25%的孩子会经历生长疼痛。这种剧烈的疼痛往往出现在大腿或腿肚子上，几个月后消失。关于是什么原因引起的疼痛，至今没有一致的说法。不过，按摩、拉伸、热敷、喝止痛药对缓解疼痛很有帮助，但前提是一定要咨询医生。

3. 大便干结

便秘确实能引起孩子的睡眠障碍，而且还会让孩子脾气变坏，痛苦不堪。为此，一定要确保孩子有足够的运动量和水分的摄入，饮食方面最好咨询一下医生的建议，比如少吃便秘性食物，多吃高纤维食物。

4. 喉咙不适及鼻塞

可以确定的是，孩子往往会因为喉咙干痒或鼻塞而睡不好觉。一旦出现这些情况，建议整夜开着加湿器，加湿器里只用蒸馏水，并且每天都要清洗，以防止细菌滋生。还可以用温水冲蜂蜜和柠檬汁给宝宝口服，这对缓解鼻塞也有一定帮助。

5. 恐惧

在年幼的孩子心里，与爸爸妈妈分开，在黑暗的房间里独自入睡，是一段非常可怕的经历。对于敏感或谨慎的孩子来说，这种分离焦虑会更加常见。不过，让孩子感到恐惧的事情还远不止这个，从恶狠狠的小狗，到浑身毛茸茸的虫子，再到划破天空的闪电，都可能引起孩子的恐惧。

不管是什么原因引起的恐惧，帮助孩子克服这些恐惧感的关键是，跟随他的脚步，用确定、可靠的方法增强他的自信心。开始的时候，要认可孩子的恐惧感，重复他诉说的恐惧。比如，可以这么说："是啊，我的宝贝，那个狗狗真的是太可怕了，我知道，你不喜欢那狗狗吓人的样子，是的，我也一样不喜欢。"

稍后，等孩子的情绪渐渐稳定下来之后，再听到安慰的话，心里就会放松多了，比如说："宝贝，爸爸妈妈就在你的身边，我们都在这里保护你，你看，你的小宠物（指指孩子心爱的玩具）也在这里陪你。现在，你要妈妈帮你把卧室的灯打开吗？"

当如此温柔、耐心地跟孩子沟通时，吓人的东西也就没那么可怕了。但是切记：不要立即否认令孩子感到恐惧的东西的存在，更不要嘲笑孩子，叫他胆小鬼。要知道，逼着孩子面对内心的恐惧，或轻视孩子的恐惧，只会让孩子的恐惧感变得更加严重。

如果孩子害怕独处，也可以利用角色扮演的游戏、讲童话故事或读书来帮助孩子练习面对恐惧、学会勇敢。

睡眠小贴士

在你帮助孩子克服恐惧之前，一定要确认他真正恐惧的是什么？幼儿园里是不是有爱欺负人的小朋友？新来的保姆阿姨是不是有点儿刻薄？是不是被暴雨或闪电给吓住了？另外，还要去除一些可能会影响孩子的压力，例如，如厕训练。如果孩子的恐惧日益加重，甚至影响到日常活动，就一定要及时咨询儿童心理医生。

关于宝宝睡眠的普遍误解（1~6岁）

误解1：让孩子独自睡觉很正常

真相：西方社会中，孩子一生下来就要和妈妈分开，他们认为应该让孩子从开始产生意识起，就知道自己是一个独立的个体。然而，在中国文化中，"家"的概念很重，孩子会同兄弟姐妹们或父母睡到好几岁大。对于孩子多大应该睡自己的房间这个问题，全世界的父母各有不同的回答。

但是几乎所有的专家都坚持认为，在一定的时候让孩子学会独自睡觉是父母的职责，这有利于孩子身心的健康成长。为此，专家建议，一旦孩子能够整夜睡觉，就应让他在自己的房间睡。当然，前提是一定要给宝宝一个缓冲期，让他一点点地习惯独自睡觉。比如，先让孩子从白天小睡开始学会自己入睡，再让他慢慢习惯夜里独自入睡。

误解2：孩子们累了自然就会睡着了

真相：大多数人在筋疲力尽的时候往往会倒头就睡，但是有些孩子却表现得更加清醒，他们变得爱激动，在屋子里跑个不停。事实上孩子越是累，就越难入睡，而且晚上醒的次数也越多。

误解3：学步儿的睡眠与其学习能力或身体健康状况没有任何关系

真相：经常被睡眠不足困扰的孩子除了会引发一系列行为问题（比如暴躁、冲动、反抗）之外，还会引发学习方面的障碍，例如注意力不集中、求知欲不强以及记忆力低下。有研究表明，幼儿时期每晚减少1个小时的睡眠时间，很可能会影响到将来的学习能力。而且更值得注意的是，幼儿时期睡眠不足，还会影响到以后的身体健康。

问与答：关于宝宝睡眠的常见问题（1~6岁）

问：我的孩子在半夜迷迷糊糊、半梦半醒的时候，经常会爬下自己的床，溜到客厅看看我们在做什么，或是爬上我们的床，我该怎么办？

答：2~3岁的孩子总是爬下床看看大人做什么有趣的事，这是非常自然的。也许他们只是想吃点什么，当然，更多的是想跟大人在一起。可是经常这么做不但影响父母的睡眠，对孩子的睡眠也不好。

为此，父母需要在孩子入睡前向他宣布一项新规定：睡觉就是睡觉，早上起床前不能下床，并且告诉他如果他仍然爬下床，你会马上把他放回床上去。

这么做的时候，切记不要看他的脸，也不要跟他说话，你的沉默至关重要。相反，如果孩子正在爬下床，你却没能对他保持沉默，反倒是跟他商量起来，那么这种行为对他其实是一种鼓励，孩子总爬下自己的床的问题更是会经常发生。

此外，面对孩子半夜偷偷溜下床的问题，有些父母可能会想出轮流守夜的办法，以便两个人都能睡一会儿，建议父母不要这么做，因为这种变化很可能会让孩子存在侥幸心理："哦，换爸爸了，他才没有妈妈那么严厉，我可以想做什么就做什么了。"事实上父母只有让孩子知道，下床没有任何好处时，他才能学会整晚待在床上好好睡觉。

当然，如果孩子能够遵守新规，每天早上，一定别忘了给予孩子大量的赞美和温情，作为他对新规定的合作的奖赏。

问：我的孩子并不是不在白天小睡或是抗拒小睡，而是她的小睡时间一点都不规律，有什么解决办法吗？

答：首先，关于孩子的小睡时间，父母需要明白一点：那就是孩子每天的活动不同，使得他们清醒的时间间隔不同，小睡的持续时间也不同。

如果孩子在某一天的活动安排特别多，而且他玩得非常开心，身体自然会很累，那么他很可能在小睡时间还没到就撑不住了。所以，父母对孩子的小睡不必那么敏感，甚至精确到分秒。

另外一个可能的原因，就是孩子在晚上总是太晚睡觉了。对此，不妨提前晚上睡觉的时间，这种改变可以使孩子白天的小睡越来越有规律，对延长小睡时间也有一定的帮助。

问：相比同龄孩子，我的孩子在白天往往会睡很长时间，这就意味着我和孩子互动的时间少了，他玩耍的时间也少了，这对孩子会有影响吗？

答：首先，你需要确认一下，孩子在熟睡时是不是经常有打呼噜或是用嘴呼吸的现象。如果确实如此，那么很可能与呼吸道过敏或者扁桃体和扁桃腺肥大有关。

此外，还有一个可能就是孩子在晚上睡得太晚了，而白天小睡时间很长只是为了弥补缺少的睡眠。但是，从长远来看，这种补偿是远远不够的，因为孩子晚上睡得太晚只会使睡眠缺失的问题逐渐严重。

问：我的孩子总是早上起得太早，该怎么办？

答：在很多幼儿的成长过程中，或多或少都存在这个问题。如果孩子在5点到6点之间起床，而且一整天的精神状态都很好，那么，这个习惯就无须改变。

相反，如果孩子起得太早，白天的精神状态又不是很好，那么，就需要想些办法帮助孩子建立一个健康的睡眠习惯。比如，你可以事先用不透明的窗帘把卧室调暗一些，这样可以让孩子醒得更晚一点。在孩子快要醒来的时候，躺在他的身边，轻轻拍拍他，也许孩子还能多睡一会。

有些家庭还有这样一个习惯，一旦孩子早早醒来，大人就会递给他一个奶瓶，这样孩子在喝完奶后还会再睡上一会儿，关键是，大人也能趁机补一个回笼觉，以恢复体力。

确实，奶瓶能让早起的孩子重新入睡。但是请注意，如果让孩子喝着奶入睡，很可能会损害他的牙齿。相反，如果奶瓶里只有水，就没有关系了。

问：我的孩子一岁半，据保姆说白天有一些分离焦虑的症状，晚上我下班了，就非要我抱着坐在沙发上，直到她睡着。我该怎样才能把她单独放在床上呢？

答：孩子有些焦虑是正常的，孩子在该睡觉的时间表现得不合作也是自然的。

作为职业父母，一定要给予孩子足够的理解和耐心，除了及时满足宝宝的生理需要，还要多和宝宝做游戏、玩耍，多鼓励、夸奖宝宝，这样宝宝就会比较乐观，信任妈妈和周围的人，有足够的能力去面对分离。

问：我的孩子总是习惯趴着睡，我担心趴着睡不利于孩子的健康。那么，究竟是躺着睡好，还是趴着睡好呢？

答：在很多妈妈看来，因为绝大多数宝宝都是躺着睡的，所以她们认为趴着睡觉是不健康的。的确如此，宝宝躺着睡觉更健康，哭闹也少，而且可以尽可能避免小儿猝死综合征。

有些父母却认为孩子应当趴着睡觉，一看到孩子翻过身来，他们就会把孩子又翻过去。其实，应当让孩子自己睡，孩子睡成什么姿势就是什么姿势。父母把孩子翻回去，孩子就会以为父母是在和自己做游戏，于是又翻过来。可是，游戏做多了只会干扰正常的睡眠模式。因此，不要干涉孩子睡眠的姿势，让他自己翻回去，或是换种姿势睡觉就可以。

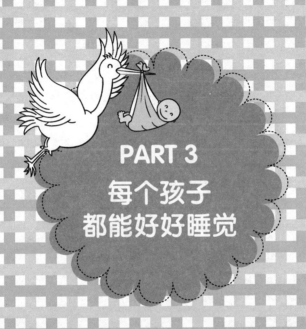

PART 3

每个孩子
都能好好睡觉

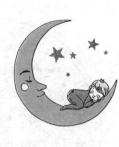

第七章
妈妈们最关心的三个睡眠问题

每晚上演睡眠大战："我不要睡觉！"

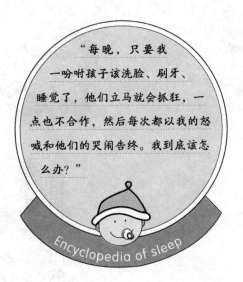

"每晚，只要我一吩咐孩子该洗脸、刷牙、睡觉了，他们立马就会抓狂，一点也不合作，然后每次都以我的怒喊和他们的哭闹告终。我到底该怎么办？"

Encyclopedia of sleep

作为父母，在忙了一天之后，一定非常期待倒头大睡的那一刻，可孩子偏偏对睡觉万般抗拒，让你无所适从。那么，孩子为什么不愿睡觉呢？具体有以下几种原因？

1. 不累

很多时候，如果孩子表现得十分清醒，此时让他上床睡觉的话，他必然不情愿，想尽各种招数拖延——再玩一会儿，再看一本书，再吃一点水果。为此，你需要留意一下孩子在白天的睡眠安排，如果白天睡得过多，晚上睡前必然会精神十足。这时，适当调整孩子白天小睡的时间和时长，下午再给孩子多安排一些活动，消耗多余的精力，这样到了晚上，他自然会因为身体疲倦而早早上床睡觉了。

2. 过于活跃

孩子的世界总是充满了无限乐趣，眼看着就要到睡觉时间了，仍然像个活蹦乱跳的小精灵，完全没有停下来的迹象。为了避免孩子继续兴奋下去，不停地喊该上床睡觉了，虽说是个方法，但完全不起作用。所以，需要避免任何刺激、新鲜的玩具或是活动项目，取而代之的是规律有序的睡前活动，这对改善孩子的睡眠有一定帮助。

3. 过于好奇

受好奇心的驱使，孩子们只要躺在床上，就会天真地以为屋子里的其他角落会发生不可思议的事情，于是，他们因为担心自己错过所发生的事情而不愿意入

睡 眠 新 主 张

孩子总会长大，睡前活动也不能一成不变，当家里有任何变化时，你都需要及时做出相应的调整。

睡。所以，在孩子躺下后，要尽量保持屋内安静，播放舒缓的音乐，以掩盖部分噪音，这样，好奇的孩子就不会再跳下床了。

4. 过于疲惫

通常孩子在晚上6～7点之间开始感到疲倦，可是此时往往是一家人团聚的时候，父母总想多陪陪孩子，结果一不留神，两个小时就过

去了。这种情况下，孩子免不了会再次变得异常清醒，进入一个兴奋不睡觉的状态。

为了让孩子平复下来，进入睡眠状态，一定要留出足够的时间进行睡前活动。对大多数家庭来说，从开始睡前活动到熄灯睡觉，至少要留出一个小时。所以，父母需要先确定孩子的睡眠时间，然后往前推一个小时，安排孩子的睡前活动。

非要大人陪着才能入睡："妈妈，别走！"

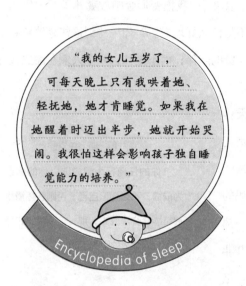

"我的女儿五岁了，可每天晚上只有我哄着她、轻抚她，她才肯睡觉。如果我在她醒着时迈出半步，她就开始哭闹。我很怕这样会影响孩子独自睡觉能力的培养。"

Encyclopedia of sleep

为什么孩子非要大人陪着才能入睡

一项睡眠调查显示，几乎一半的父母表示需要陪在孩子身边，孩子才能安心入睡。即便孩子到了读书的年龄，仍然有超过四分之一的父母需要每周一次陪在孩子身边，直到他们睡着才离开。那么，为什么孩子如此离不开父母呢？

孩子的睡梦里总是充满着无限的未知，这让他们迫切希望身边有一个强大的人可以时刻保护自己，而且孩子对黑暗的恐惧，也让他们变得非常依恋父母的关爱，只有父母在身边，他们才能完全放松地睡觉。

孩子躺在床上的时候，还总喜欢胡思乱想，在脑海中一遍又一遍回顾当天所发生的事，比如，"我把变形金刚放哪儿了？""妈妈明天要带我去医院，那可不是什么好地方。"如果想到这些令他感到不安的事，自然非常期待父母的陪伴，而不是独自一个人躺在漆黑寂静的卧室里。

另外，孩子的天性中最依赖的人始终是妈妈，尤其是睡觉的时候。而且不少孩子还将妈妈的陪伴当作睡前活动的一部分——纵使你的本意并非如此。不过，想要纠正这

睡 眠 新 主 张

你的任何行为都应该以你的意愿为前提，不必强迫自己。否则，坏情绪很可能会弥漫开来，那一定不是平和舒缓、爱意浓浓的睡前活动。

个习惯，只能耐心地从头开始制订一个新计划。当然，也许孩子一点也不困，他只是想再玩一会儿，如果强迫让他躺下睡觉，他自然不情愿。唯一可以让他平静下来的方法就是父母的陪伴。

让孩子学会独自睡觉

虽说父母都喜欢和孩子一起依偎在床上，慢慢地看着他入睡。但是，每晚都这样做也会带来些麻烦，比如没有办法做家务，没有办法做自己喜欢的事。所以，应当让孩子学会自己入睡。在这里，我们介绍一个温和的、实用的方法，能帮助孩子学会独自睡觉。

首先，躺在孩子的身边，在他渐渐产生睡意时，慢慢地将毛绒玩具或毛毯递给孩子，并且播放轻柔的音乐或有声读物，舒适的环境可以让孩子更放松地去适应改变。接着，起身准备离开，此时可以找个借口，"妈妈出去看下时间，马上就回来"或"妈妈去下厨房，马上就回来"。然后，在孩子准备下床找你时，回到卧室。

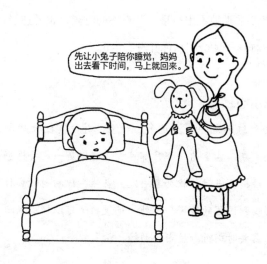

先让小兔子陪你睡觉，妈妈出去看下时间，马上就回来。

　　五分钟后，再重复这个步骤。坚持几次，孩子就会明白虽然妈妈离开了，但还是会回来的，慢慢地就会放松警惕，不会再醒着不睡等妈妈回来了。

　　不过，有时候，孩子一看到妈妈走开了，也会跟着下床。针对这种情况，不妨紧挨着床边坐在椅子上，这样回答他："妈妈就在这儿坐一会儿，马上和你一起睡。"或是做些瑜伽的伸展动作，总之是一些需要起身但不至于离开卧室的行为。坚持几天，孩子就会习惯你不在他身边睡。

如果一切安好，那么接下来的几晚，便可以将椅子移得离床再远一些，其他步骤不变。再过些日子，还可以将椅子移到门外孩子仍然看得到的地方，并且这样告诉孩子："我要坐在灯下，专心地看会儿书，你和玩具要乖乖地不出声哦。"看书的时候，也要适当地制造出一些声响，这样孩子才会明白你并没有走远。

睡眠小贴士

入睡训练的每一步要花多长时间，并没有硬性规定，几天、几个星期，甚至是一个月都可能。前提是一定要根据孩子的年龄、性格及当时的状况来决定。当然，你的耐心和目标也很容易影响到进程的快慢。另外，虽说孩子可以轻松入睡了，但你仍然需要时刻听着屋内的动静。

半夜还要吃奶："我的孩子什么时候才不用喂夜间奶？"

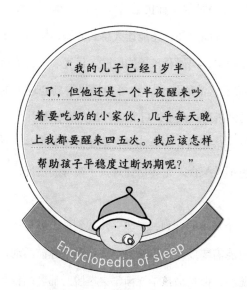

"我的儿子已经1岁半了，但他还是一个半夜醒来吵着要吃奶的小家伙，几乎每天晚上我都要醒来四五次。我应该怎样帮助孩子平稳度过断奶期呢？"

Encyclopedia of sleep

为什么断夜间奶那么难

从孩子降生的那一刻起，哺乳就成为妈妈与孩子生命中不可缺少的一部分。母乳是生命中最自然、最完美的助眠营养物，它能使活泼好动的孩子慢慢放松下来。无论是白天还是晚上，无论是睡前还是半夜，只要孩子一哭闹，哺乳总能在第一时间平复他的情绪。

或许有的妈妈会说"我的孩子也是母乳喂养，怎么没有因此变得安分呢？"尽管如此，也不能否认哺乳是安抚孩子的"秘密武器"。当孩子因为哺乳睡着时，有没有觉得这个哄睡方法简直太轻松、太简单了？其实，在孩子的大脑中，早已将乳汁与睡眠紧紧地联系在一起。

对于妈妈而言，哺乳的时候，体内会分泌大量的母性荷尔蒙，这种物质除了能激发母性本能之外，还能让人感到放松，慢慢产生睡意。而且在母乳喂养过程中，妈妈和孩子的肌肤、目光、语言的接触与交流，可以促进与孩子感情的建立，也可使妈妈得到心理上的满足。可见，无论是对妈妈还是对孩子，母乳喂养都充满着吸引力。

可是，如果长时间地依赖哺乳解决问题，很快就会发现一旦打算断奶，孩子并不情愿也不予配合。尤其是针对孩子夜醒的情况，更是一场持久的对抗。

其实，只需制订一个特定的计划，一步一步跟着做，就可逐渐给宝宝断奶。刚开始，可能需要投入大量精力，重新调整睡前活动，还要适时地用上一点小聪明，但是当孩子逐渐学会摆脱对哺乳的依赖而独自入睡后，就可以睡上一夜真正的好觉了。

如何平稳度过断奶期

断奶是小宝宝成长过程中必经的一个阶段，对于宝宝和妈妈来说都是一个不小的考验。那么，如何让宝宝在断奶期也能有一个好的睡眠呢？

1. 温和地移开孩子

孩子在入睡前已经吃得饱饱的，但是半夜醒来仍然要再吃次奶才能入睡，这时人们往往会认为孩子一定是饿了，其实他只是需要一点安抚才能睡着。或许可以这么说，只有妈妈的乳汁才能让宝宝安然睡着。

为了改变孩子对哺乳的过度依赖，在白天喂奶的时候就要做好准备，每次喂奶后，都对孩子说一句"小宝贝，这次就到这里吧，不能再吃了"。然后，一边轻轻地把孩子移开，一边重复这句话三次。

如果你的孩子还是一到半夜就要找奶喝，你可以像平时一样哺乳，只是一旦发现他吮吸的速度减慢了，并且看起来有些放松、困倦，就不要再喂了。刚开始的时候，宝宝也许并不会很配合，不要紧，可以用手指推一下他的下巴，让他从吸吮的动作中放松下来，同时轻轻地拍一拍他。这个过程可能要尝试好几遍，一旦成功，孩子就不会再含着乳头睡觉了。

当然，也可能遇到预料之中的糟糕情况，那就是孩子完全醒来了，并且大哭大闹，那就再继续喂一会儿。在这个过程中，一定要多一点耐心，直到他吮吸

睡眠新主张

无论大人还是孩子在夜间醒来都是很正常的，为此你的目标不是让孩子不要夜醒，而是教会他醒来后，如何能自己再次睡着。

的速度渐渐放慢再移开，千万不要突然抽离乳头。随着移开孩子的时间越来越短，总有一天，他会彻底摆脱对夜间哺乳的依恋。

2. 重新调整睡前安排

为了纠正孩子过分依赖哺乳睡觉的习惯，还可以试着在睡前安排

上稍做变化。这种方法非常适合那些睡前活动以哺乳结束的家庭。这时，需要在睡前活动即将结束时，就要让孩子躺在床上，可以和孩子做一些让他感到舒适放松的活动，比如按摩。如果整个过程中有轻柔的音乐或有声读物的陪伴，会更流畅愉悦。只要坚持下去，孩子夜醒后的各种糟糕状况便会逐渐减少。

3. 喂完奶后，给孩子讲个故事

断奶的方式因宝宝的年龄而异，如果孩子稍大一些，不妨在哺乳完后，给他讲个故事。一开始，可以照常给孩子哺乳，但是不要发出声响。一旦孩子喝完奶，就让他躺在你的身边，在黑暗中给他讲个小故事。

这种方法可以让孩子快速进入睡眠状态，只需重复几次，孩子就会慢慢期待每天的睡前故事。如果讲故事的时候，孩子想要喝水或吸奶嘴，都没关系，关键是让他躺在你的身边，不要喂奶。

4. 妙用灯光，教孩子辨别何时可以吃奶

一旦孩子要上床睡觉了，那就赶紧拉上窗帘，不要让屋外的灯光干扰孩子的睡眠。因此，需要事先教会孩子如何区分亮和暗。对此，你平时可以多带他到卫生间这种黑暗的环境中，关灯时说"黑"，开灯时说"亮"，反复多次，孩子自然就会明白了。

然后，在睡前活动中，可以这么对他说："灯亮了，我才能给你喂奶。灯熄灭了，我们就要睡觉了。"总之，需要让他明白是时候该睡觉了，还可以轻轻拍拍他的背部，轻声耳语，让他逐渐放松下来。

记住，在这个过程中，尽量不要用哺乳的姿势。如果之前习惯躺在孩子身边喂奶，那么现在最好坐着哄他。如果之前习惯坐在固定的沙发上喂奶，那么现在最好换个地方。

睡眠小贴士

你可以让家人一起参与进来，帮助你夜间断奶。你可以让他们做一些简单的工作，比如抱孩子睡午觉，或是偶尔参与孩子的睡前活动。过一段时间，再让家人顶替你一两晚，带孩子完成睡前活动，或是应付孩子的夜间醒问题。开始的几个晚上往往是最痛苦的，但只要熬过去，孩子就会进步得飞快。

噩梦："妈妈，我怕！"

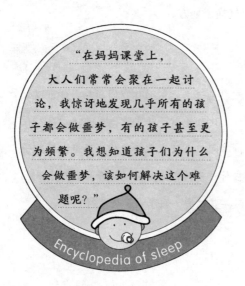

"在妈妈课堂上，大人们常常会聚在一起讨论，我惊讶地发现几乎所有的孩子都会做噩梦，有的孩子甚至更为频繁。我想知道孩子们为什么会做噩梦，该如何解决这个难题呢？"

Encyclopedia of sleep

孩子也会做噩梦

在一夜的睡眠中，大多数孩子会有两个时间段在做噩梦：第一个是刚睡着的两小时内，这时做的噩梦较为真实，会使孩子从梦中惊醒，不敢再次入睡；第二个是睡醒前的三小时内，多数孩子会梦到白天发生的不愉快的事情，他们会突然醒来，发出喊叫或哭泣声，表现得非常害怕、惊吓，有的还会全身出冷汗、心跳加快。

如果成人做了一场噩梦，不管梦到了什么，至少知道那只是一场梦。可是孩子就不一样了，由于他们不能清楚地分辨现实与梦境的区别，所以当他们从噩梦中惊醒后，总是沉浸在恐惧、焦虑的情绪中，显得极度不安。

孩子从噩梦中惊醒，该这么做

如果此时安慰孩子说"没事，你只是在做梦"，很显然，对还不能理解什么是做梦的孩子来说，恐怕有些难度，毕竟他们还太小。因此，只有设身处地、感同身受，站在他们的立场安慰他们，他们才会逐渐安静。为此，可以试试下面几种方法。

（1）和孩子在任何时候遭遇困难时一样，父母要第一时间出现在他的身边，给予安慰，这是最为重要的。

（2）对孩子而言，噩梦是非常真实的。父母要平静并且理智地向孩子保证他是安全的。父母处变不惊会让孩子明白噩梦是件很正常的事情，不会造成任何真正的伤害。

（3）如果孩子从噩梦中惊醒，你要一直陪在他的身边，直到他平复情绪。此时可以静静坐在他的身边，给他盖上一条温暖的毛毯，或是打开夜灯，给他一个玩具玩。如果他不愿意你离开，那就再多陪他一会儿，等到他完全睡着后再离开。

（4）孩子时常做噩梦往往与生活中的麻烦问题或是事件有关。为此，父母应该给孩子营造一个安全愉快的生活环境，杜绝用恐吓的方式教育孩子，取而代之的是爸妈的关怀和温暖。

（5）如果确定孩子正在做梦，那就允许他自己醒过来，而不是强迫他中断睡眠。梦中被摇醒和噩梦一样，都会令人受到惊吓。而且这么做还可能阻碍孩子做梦，这样就无法达到大脑自己对噩梦"建设性"的解决。如果噩梦的强度足以使孩子翻来覆去，那么孩子一般会自己醒来。

（6）如果孩子因为担心做噩梦而害怕入睡，可以将卧室的门半开着，或者开着小夜灯，或是小声地放着睡眠音乐，总之需要给孩子足够多的安全感，让他在漆黑的夜晚感觉到情感上有保障。

（7）如果孩子稍大一些，在做了噩梦后，不妨引导他与你交流他所做的噩梦。如果他提起这件事并愿意告诉你，那就洗耳恭听，即便这是一个虎头蛇尾的故事，也要表现出浓厚的兴趣。如果孩子对你的引导乐此不疲，还可以鼓励他把梦境画下来，画完后，再揉成团扔掉。这种方法可以很好地释放孩子内心的恐惧，还能减少日后噩梦的发生。

睡眠小知识——警惕噩梦的高发期

大多数1~4岁的孩子都有过不愉快的噩梦的经验，而4~6岁更是做噩梦的高峰期，这个年龄段的孩子平均几天就会做一次噩梦，甚至一天可以做好几次噩梦。

吓人的儿童夜惊：如何让孩子睡得安稳

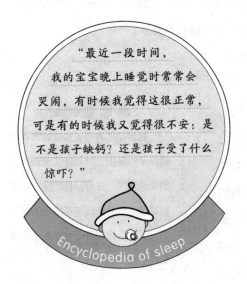

"最近一段时间，我的宝宝晚上睡觉时常常会哭闹，有时候我觉得这很正常，可是有的时候我又觉得很不安：是不是孩子缺钙？还是孩子受了什么惊吓？"

Encyclopedia of sleep

什么是夜惊

提到夜惊，很多人都把它与噩梦混为一谈，因为两者的情况比较类似。事实上，无论孩子是在白天小睡时还是在夜间睡眠时，夜惊都会发生。

在孩子睡眠的过程中（通常发生在睡眠前三分之一阶段，在入睡后15～30分钟），他会突然惊醒，或坐或立，歇斯底里地尖叫或者大喊，而且还会出现两眼直视、表情紧张恐惧、剧烈抽搐、胡言乱语、脸颊通红等反应，有的孩子甚至会跳下床，在屋内乱跑，就像有人在追赶他。几分钟或者更长一段时间后，他又平静下来，躺下睡觉。可是，第二天早上他却把这些事情忘得一干二净。

事实上，孩子并不会意识到自己夜惊，一旦夜惊结束，他就会接着入睡，反倒是父母常常被吓得心惊胆战。

孩子夜惊，该怎么办

大多数父母在面对如此混乱的场面时，本能的反应就是把夜惊的孩子抱在怀里，或是细声细语地说些"宝贝，乖"之类的话，但是这些都只不过是父母的自我安慰，处于夜惊状态的孩子对父母的这种行为是毫无意识的，他

睡眠新主张

如果家里有老人或保姆负责照看孩子的睡眠，那就如实告知孩子的夜惊情况，并分享你的经验。但前提是一定要在孩子不知晓的情况下完成，否则很可能会让孩子变得心神不定。

甚至还会失控地把父母推开。面对夜惊的孩子，父母应该怎么做呢？

（1）如果孩子突然起身坐起来，可以让他慢慢地躺下。千万不要叫醒他，否则只会拖延整个过程。

（2）如果孩子跳下床，一定要注意他的安全，防止他摔下床，或是撞上坚硬的家具。然后，想办法安稳地把他放回床上。

（3）检查一下孩子阅读的书籍，确保没有不适宜的故事，避免孩子因此产生恐惧、不安的心理。并且仔细留意孩子一天当中所看的

电视节目，尽量避免让他接触过于刺激的画面。

（4）很多父母在孩子夜惊后往往疑虑要不要告诉孩子，我们的建议是既然孩子在无意识的情况下夜惊，并且毫无记忆，那就没必要告诉他，否则只会让他变得抵触睡觉。

（5）睡前活动不可少，整个过程的节奏要舒缓平和，让孩子彻底放松，内心愉悦并充满安全感地入睡。

（6）孩子半夜尿急，也会引起噩梦与夜惊。因此，父母一定要让他在睡前的最后一刻上卫生间，即便他刚刚去过，也让他再去一次，以防万一。另外，睡眠时间不固定也会造成孩子夜惊，所以一定要确保孩子每晚准时上床就寝。

除此之外，生活中的一些变化也会使情况恶化。比如父母的离异、弟弟妹妹的降生、亲人的去世、宠物的离去等，所有生活中的突变都有可能成为孩子夜惊的催化剂。为此父母一定要先找出具体问题在哪里，再找到合适的解决方法。只有给予孩子充分的安全感，才能抵御夜惊的侵袭。

半夜找妈妈：喜欢赖在父母身边，怎么办

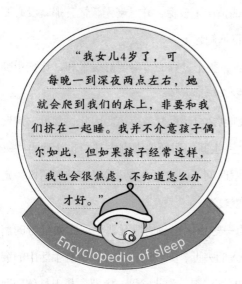

"我女儿4岁了，可每晚一到深夜两点左右，她就会爬到我们的床上，非要和我们挤在一起睡。我并不介意孩子偶尔如此，但如果孩子经常这样，我也会很焦虑，不知道怎么办才好。"

Encyclopedia of sleep

半夜找妈妈，再正常不过的事

孩子是非常需要安全感的，如果他是独自一个人睡觉的话，在半夜里更是会本能地寻找爸爸妈妈。对此，父母应该感到欣慰。因为孩子是那么的信任、爱着父母，所以他才会这么做。可以这么说，无论是孩子半夜找父母，还是父母出于心疼将他搂入怀中一起睡觉，都是再正常不过的事情，大可不必为此感到焦虑。

决定让孩子独自睡觉后，就不要反悔

在很多家庭，孩子们从出生的那刻起，就一直和爸爸妈妈睡在一

张床上，每天晚上父母都会精心照顾自己的小宝贝。如果属于这种情况，想必父母就算下定决心要帮助孩子独自一个人睡觉，内心必定还是充满了不舍。但是既然已经下定决心，就一定要时刻注意自己的情绪与行为。

然而，在这个过程中很多父母却常常犯了不该犯的错误。比如，有些父母认为自己的孩子可以独自入睡了，为了奖励他，就把孩子留在大人的房间，结果可想而知，孩子的睡眠习惯又回到了原点。又如，有些父母

睡 眠 新 主 张

当然，你也没有必要完全拒绝孩子的要求，比如，早上醒来后，给孩子一个温暖的拥抱；孩子被噩梦惊醒后，陪他一起睡觉，好好安慰他。

总是无比怀念孩子睡在身边的日子，每隔两三天就会告诉孩子自己多么希望在夜晚能够抱着他睡觉。这样只会让孩子更加渴望和父母睡在一起。

所以，父母应坦然面对内心真实的想法，认真考虑一下自己和家人的需求，再决定要不要让孩子一个人睡。要知道，前期的心理准备不够充分，目标不够明确，方法没有针对性，都会影响到自己的情绪，让你在孩子睡觉这件事上思路混乱。

如何让孩子学会一个人睡

现在如果打定主意让孩子回到自己的床上睡觉，那就请相信自己

完全可以做到。况且孩子需要安全感，他如此深爱着你，而这份感情并不会因为你细心、温和的改变而发生任何变化。

下面介绍几种方法，父母可以选择其一，或将某些要点综合起来，再制定一个专属于孩子的睡眠方案，并耐心地引导他。当然，关键在于付诸实践。

1. 在卧室为孩子准备一个睡眠区

为了帮助孩子学会在自己的床上睡觉，建议在大人的房间里为他专门准备一个睡眠区。简单地说，就是在地上铺上一张床垫、一条毛毯，再放上一只枕头。

在白天的时候，可以把孩子带到这里，饶有兴趣地向他做一番介绍，并且告诉孩子："你已经长大了，可以自己选择在大床上还是妈妈给你准备的睡眠区睡觉。"如果孩子选择后者，别忘了叮嘱他，来到大人的房间后，必须直接睡到自己的专属睡眠区。

这个过程一定要重复多次，这样才能更好地加强孩子的记忆，不然，他依旧会由着自己的性子来。刚开始，可以陪在孩子的身边，直到他睡着为止。经过多次训练后，他就能学会独自一个人睡觉了。

2. 给孩子一个温暖的拥抱

毫无疑问，拥抱是一种无声的语言，更是父母与孩子交流的一种方式。没有什么比每天清晨给孩子一个充满爱意的拥抱更让他感到温暖和被爱了。

更何况，年幼的孩子如此喜欢让家长抱着，而且临床研究还发现，爱抚、拥抱、按摩对孩子的身心健康都非常有益，它不仅能增强孩子的免疫能力和反应能力，还能增进孩子对食物的消化和吸收能力，对减少睡眠哭闹也有一定的帮助。

3. 工作日和孩子分开睡，周末一起睡

孩子在半夜常常会以各种理由拒绝去自己的房间睡觉，因为他是如此渴望和父母睡在一起，为此，可以试试工作日和孩子分开睡，周末再一起睡。

当然，这个方法也是因人而异的。有些孩子一到周末就特别喜欢和爸爸妈妈黏在一起，平时爸爸妈妈不在家，白天能尽情玩耍，晚上也能独自入睡。如果孩子属于这种情况，那不妨一试。

不过，前提是得跟孩子解释明白："爸爸妈妈希望你整晚乖乖地睡在自己的房间。如果周一至周五你都能做到这一点，那么到了周末，我就会给你一个奖励——你可以和爸爸妈妈一起睡。你觉得如何呢？"想必孩子听到这里一定会迫不及待地答应。

4. 把孩子独自睡觉的那一天定为"成长日"

孩子都是喜欢惊喜的，也都喜欢有特殊意义的日子。为此，可以在孩子独自睡觉的那一天做些文章，比如，杜撰一个"成长日"，赋予它特殊的意义。

在此之前，要不断地鼓励孩子，比如："当你能够整晚睡在自己的床上了，你就会成为一个真正的男子汉。"当这一天来临时，可以精心布置一下孩子的房间，换上新的床上用品，或是在天花板上挂上

会发夜光的星星。

当然，蛋糕、小礼物也不能少。大多数孩子在有奖品的情况下，都会非常主动地配合大人做出改变。当他认为自己做了一件了不起的事情时，日后更是会好好地表现。

夜间恐惧："屋子好黑，会不会有怪物？"

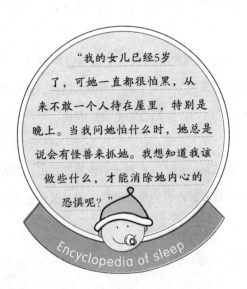

"我的女儿已经5岁了，可她一直都很怕黑，从来不敢一个人待在屋里，特别是晚上。当我问她怕什么时，她总是说会有怪兽来抓她。我想知道我该做些什么，才能消除她内心的恐惧呢？"

Encyclopedia of sleep

怕黑，是每个孩子必经的成长过程

当孩子还是一个小宝贝的时候，对于什么是黑暗没有概念，更谈不上害怕。然而，随着孩子一天天的成长，当他置身于黑暗的环境中，自然就会幻想出妖魔鬼怪这些可怕的事物。

事实上，怕黑意味着孩子正在逐渐成长、发育，而且这种变化也意味着孩子越来越聪明，他知道黑暗中还存在着他无法掌控的可能性。可以说，这些变化是孩子成长过程中再正常不过的事。

除了讲道理，还能做些什么

在孩子能够自己分得清真实与虚幻之前，除了跟他反复地讲道理，还能做些什么呢？在回答这个问题之前，我们先来看一个真实的故事：

波波3岁时，特别害怕听到晚上飞机从屋顶飞过的声音。有一次，妈妈安顿他上床睡觉后，他又听到了那个声音。这时，他战战兢兢地抬起头，柔弱地说："妈妈，我知道它不会伤害我，可我还是觉得害怕。"

想必很多父母都有过这种经历，面对孩子对夜晚的畏惧，即便不厌其烦地向他解释每一个细节，告诉他是安全的，但是孩子还是会感到一丝惊慌。

睡眠小贴士

在解决孩子心理恐惧这件事上，如果处理过了头，不断地在孩子面前检查床底、衣柜里有无异样，这样做反而会加重孩子的恐惧心理。

这种时候父母需要敏锐地观察，并做出恰如其分的回应。换句话说，对孩子做出的回应，直接影响着他对外面世界的判断。因此，不能随便忽略孩子的情绪，而是应给予他足够的包容，要明白孩子需要父母陪伴才能安心。

如何帮助孩子勇敢面对并克服他的恐惧

恐惧与生俱来，是人的本能。大多数孩子都会对黑暗，形态丑陋的动物、昆虫，雷电等产生恐惧。为了帮助孩子勇敢面对并克服他的恐惧，首先，需要让孩子明白：在这个世界上根本不存在什么妖魔鬼怪。

当发现孩子的恐惧反应时，积极应对尤为重要。对于婴幼儿，轻声安慰、抚摸，以及搂抱可以弱化孩子的担忧。如果孩子稍大一些，除了对身体进行安抚之外，还要鼓励他表达恐惧。当然，父母给予孩子情绪上的支持和认同也很重要，而不是给他贴上胆小怕事的标签，这样他就会越来越有能力解决问题了。

除此之外，下面这些方法也有助于消除孩子内心对黑暗的恐惧。

（1）给孩子添置一些毛绒玩具，这会让他充满安全感。毛绒玩

睡眠新主张

对于孩子感到恐惧的对象，在确保安全的前提下，父母应镇定自若地陪孩子一起面对，为孩子树立榜样。

具特殊的质地可以舒缓孩子的身心。如果孩子喜欢，还可以给他养一些小宠物，比如小乌龟或小鱼。有了宠物的陪伴，孩子就不会感到孤单了。当然，不要选择夜间会发声吵闹的宠物，还有那些容易伤害到孩子的宠物。

（2）打开柔和的音乐。比起安静无声的房间里偶尔传来的稀奇

古怪的声音，孩子更愿意在有熟悉声音的环境下睡觉。

（3）和孩子进行一些有趣、好玩的夜间活动，消除孩子对黑暗的神秘感。比如，和孩子仰望星空，享用一顿烛光晚餐，在房间里搭起小帐篷，在手电筒的微光下讲故事，即便是非常敏感、胆小的孩子也会喜欢这些小游戏。最关键的是，这样做能帮助孩子与黑暗交朋友，不再害怕黑。

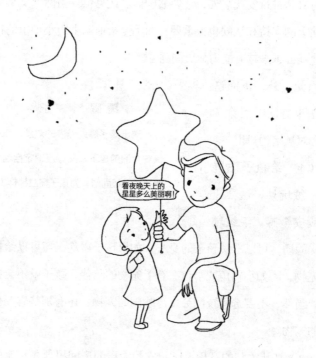

（4）如果孩子听到一些不熟悉的声音，要及时向他解释清楚。比如，"这是外面卡车喇叭发出的声音""这是冰雹敲打在玻璃上的声音"……一般来说，只要孩子了解了真相，就不会觉得害怕了。

（5）进行舒缓的睡前活动，引导孩子逐渐放松。几乎所有的睡眠问题，包括孩子的夜间恐惧，都可以依靠有规律且舒缓愉悦的睡前活动来解决。这是一天当中最有趣的活动安排，也能引导孩子的情绪逐渐放松。

（6）让孩子远离各种恐怖因素。无论何时，都不要让孩子观看让他感到恐怖的电视节目，在成人看来并不可怕的东西，在孩子眼里就全然不同。孩子超强的记忆力会使他在晚上睡觉时不停地回想起令其感到害怕的画面，而他的内心还没有强大到能够承受这些刺激，时间久了，只会不断放大孩子的恐惧。

尿床：孩子又尿床了，如何是好

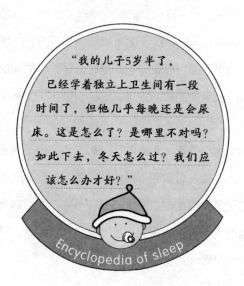

"我的儿子5岁半了，已经学着独立上卫生间有一段时间了，但他几乎每晚还是会尿床。这是怎么了？是哪里不对吗？如此下去，冬天怎么过？我们应该怎么办才好？"

Encyclopedia of sleep

孩子又尿床了

在孩子成长的过程中，尿床是父母们为之头疼的一件事。一般说来，孩子在1岁半之后，就能在夜间控制排尿了，尿床现象大大减少。有些孩子2岁多了，白天能控制排尿，晚上却经常尿床。大多数3岁以后的孩子，夜间不再遗尿，但也有少部分孩子还在尿床，次数超过一个月两次，就不正常了。

孩子为什么会尿床

孩子之所以会尿床，大多与生理因素有关。一般来说，当孩子睡着时，他的肾脏不再传递信息给大脑，而他的膀胱还没有长到能容纳整晚的尿液那么大，当膀胱积累了过多的尿液量，再加上孩子又睡得很沉，往往无法自己醒来起床排尿，于是就尿床了。

控制排尿需要一个漫长的过程。事实上，随着孩子的成长，他会慢慢学会控制自己的膀胱，尿床的问题也会自行矫正过来。可以这么说，孩子需要时间去学习，而父母需要充分的耐心去等待最后的成果。这就像学走路和学说话一样，是一个极其自然的学习过程，欲速则不达。

也有一些孩子的尿床与遗传有关。如果父母双方中有一人或两人都有遗尿史，孩子尿床的概率就会很大。这种因素引起的尿床，有时到青春期才能自愈。此外，食物过敏、药物过敏以及其他生理状况也会引发孩子的尿床问题。

如何帮助孩子控制排尿

孩子总是尿床既影响大人和孩子的健康睡眠，也会给正常生活带来很多不便，同时还会直接影响到孩子的健康成长。虽说现在让孩子保持整晚不尿床还为时尚早，但如果他愿意配合父母，可以从以下几个方面帮助他控制排尿。

（1）不要让孩子在晚饭后与入睡前喝大量的水，晚餐也要尽量少喝汤水，这会增加孩子尿床的可能性。

（2）帮助孩子养成排尿的习惯。比如，让孩子在睡前活动刚开始时排一次，在熄灯前再排一次。或是在白天嘱咐孩子尽量延长排尿间隔时间，由每隔1小时排尿一次逐渐延长至每隔3～4小时排尿一次，这有利于孩子膀胱的正常发育，也能防止夜间尿床。

（3）打开夜灯，确保孩子卧室到洗手间的过道上光线明亮，并且告诉孩子，他在半夜想上卫生间的时候可以自己去。

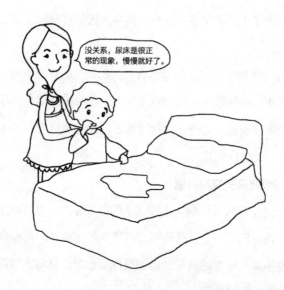

（4）如果孩子尿床了，父母也不要责怪他，以免让他觉得委屈、难堪，加重羞愧、恐惧的心理。相反，要给予恰当的安慰与鼓励，让孩子知道尿床是很正常的现象，只是需要时间慢慢矫正。

睡眠小知识——寻求专业的帮助

　　如果孩子到六七岁仍不时尿床，或伴有其他睡眠障碍，请尽早寻求医生的帮助。他们会提供一些专业治疗，比如适当使用婴儿尿床报警器，进行膀胱训练、食疗或药物治疗等。

梦游、梦呓：孩子半夜说梦话、乱走，发生了什么

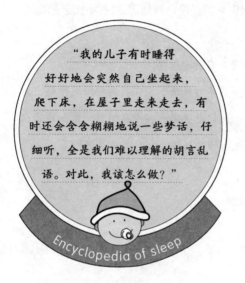

"我的儿子有时睡得好好地会突然自己坐起来，爬下床，在屋子里走来走去，有时还会含含糊糊地说一些梦话，仔细听，全是我们难以理解的胡言乱语。对此，我该怎么做？"

Encyclopedia of sleep

关于孩子梦游的那些事

梦游和夜惊一样，同属一种由精神因素引起的高级神经活动暂时的功能障碍。几乎三分之一的孩子有过梦游的经历，男孩发生的可能性更大。

梦游通常发生在前半夜，此时孩子睡得正香，然后他们会突然惊醒，睁开眼睛，爬下床，漫无目的地在房间里走动，一副半梦半醒的样子。有时还会表现得躁动不安，或是喊叫。如果第二天早上和孩子聊起此事，他一定没有任何记忆。为此，建议父母最好不要告诉孩子

他梦游的事，以免让他产生不必要的困惑与担忧。

梦游会影响孩子的健康吗

梦游多在孩子15岁以前发生，这可能与儿童大脑尚未发育成熟、大脑皮层抑制功能不足有关，并不代表孩子有任何心理或生理问题。事实上随着孩子年龄的增长，中枢神经系统的发育逐渐成熟，这个现象会逐渐消失。

倘若发现孩子在梦游，请轻轻地将他带回床上。除了说一些安慰的话，大可不必和他多说话，因为他根本听不到。多数情况下，只要细心照看，孩子会很快睡着。

如何防治孩子梦游

通常情况下，不必阻止孩子梦游。但是如果他梦游已成习惯，对他的安全感到堪忧，那么可以试试下面这些方法。

（1）睡前不要让孩子喝过多水或摄入过多流质食物，帮助孩子养成睡前排尿的习惯，以减少他因半夜憋尿而不得已起床引发的危险情况。

睡 眠 新 主 张

如果孩子初次进入陌生环境，比如乔迁、旅行酒店等，父母应该先帮助孩子熟悉周围环境，让他对自己的居室逐渐适应，切不可强迫孩子独自一人在新环境中睡觉。

（2）睡前不要给孩子讲紧张兴奋的故事，也不要让他观看紧张恐怖的电视节目。尽量给孩子营造一种宽松、温馨的睡眠环境，让他自然入睡。

（3）确保孩子的卧室有一套完整的儿童防护措施，收好有毒、危险的物品，将电源插座统统盖住。同时，保持卧室地面的整洁，避免堆放玩具等杂物，尤其要整理好尖锐、锋利的物品，以免误伤孩子。

（4）如果孩子的卧室在最高层，建议在卧室的窗户上安装防盗窗，避免孩子因梦游乱走动而受伤。同时，也要避免让孩子睡在较高的床上或是双层床的上铺。

> **睡眠小知识——梦游是怎样形成的**
>
> 研究表明，梦游主要是人体大脑皮层活动的结果。通常，人在睡眠时，大脑皮质的细胞处于一种抑制状态。如果这时有一组或几组支配运动的神经细胞仍然处于兴奋状态，就会产生梦游。而且，梦游还与家族遗传有关。

孩子长牙：整晚整晚的痛苦，什么时候才能熬到头

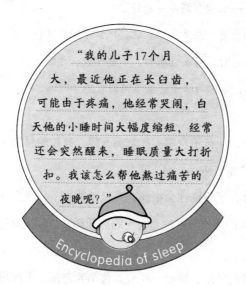

"我的儿子17个月大，最近他正在长白齿，可能由于疼痛，他经常哭闹，白天他的小睡时间大幅度缩短，经常还会突然醒来，睡眠质量大打折扣。我该怎么帮他熬过痛苦的夜晚呢？"

Encyclopedia of sleep

孩子长牙会影响睡眠吗

孩子在长牙期间，往往会出现不同程度的疼痛感和不适感。且有些孩子直到一颗洁白的新牙长出来以前，都不会有明显的反应。有些孩子则表现得牙龈肿痛、爱哭闹，常常半夜醒来。从而严重影响睡眠。

孩子长牙，睡觉不踏实怎么办

一般来说，长牙影响孩子睡眠质量的情况最容易发生在孩子萌出第一颗牙的时候（大多数孩子正值五六个月时）。父母可以试试下面

这些方法来缓解孩子的疼痛，进而改善他的睡眠问题。

睡眠小知识——如何判断孩子长牙了

孩子长牙期间会有一些反常的表现，比如睡觉不安稳，爱哭闹，流口水，喜欢啃、嚼或咬东西，不愿吃奶，牙龈肿胀，烦躁易怒等。当然，不同的孩子会有不同的表现。

（1）晚上睡觉时，让孩子含着安抚奶嘴入睡，硅胶的材质可以让孩子感到舒服，并且能转移孩子的注意力。

（2）孩子长牙时，牙龈往往会很痛，可以给他准备一些磨牙的工具，比如磨牙棒之类的硬饼干，或是可爱的磨牙环，从而缓解这种不舒服的感觉。

（3）在孩子睡觉的时候，播放一些轻柔优美的音乐，不仅可以促使孩子安然入睡，而且还能锻炼他在周围有轻微声音的环境中也能睡得安稳。

（4）如果睡前父母能给孩子唱唱儿歌，说说童谣，讲讲故事，在增进亲子感情的同时，也可以带给孩子一种安全感，有助于孩子更好地入睡。孩子知道自己睡觉后也有父母的陪伴和保护，睡起来就更香了。

磨牙：整晚磨啊磨，牙齿能受得了吗

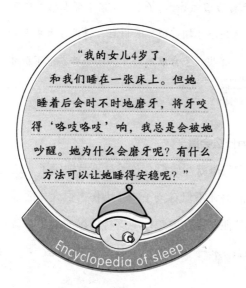

"我的女儿4岁了，和我们睡在一张床上。但她睡着后会时不时地磨牙，将牙咬得'咯吱咯吱'响，我总是会被她吵醒。她为什么会磨牙呢？有什么方法可以让她睡得安稳呢？"

Encyclopedia of sleep

关于孩子磨牙的那些事

一般来说，孩子在夜晚睡觉的时候都会不自觉地磨牙，这在医学上是很正常的现象。几乎有三分之一的孩子睡觉时都会磨牙，其中以五岁以下儿童居多。

大一些的孩子磨牙，大人能清晰地听到孩子夜间的磨牙声，婴幼儿则需要仔细观察才能发觉。如果孩子喜欢吸手指、咬指甲或咬口腔两侧的皮，那么他们夜间磨牙的概率就会比较大。

这个问题并无标准答案，只能说多数孩子会在乳牙长齐后就不再磨牙了，待到换牙期，恒牙长出后，情况会有更大好转。但也存在例外，有些孩子会继续磨牙，而一些本来不磨牙的孩子上学后却开始磨牙。

孩子夜间睡觉，为什么会磨牙

一说到磨牙，很多父母就开始担心孩子是不是缺钙了，还是肚子里有蛔虫？长时间的磨牙不但对孩子的牙齿伤害很大，而且也预示着孩子身上出现的其他问题。要想杜绝这种情况的发生，就应对其原因多多了解。那么，孩子夜晚睡觉为什么会磨牙呢？具体有以下几种原因：

（1）孩子的肚子里一旦长了蛔虫，就会在小肠内掠夺各种营养物质，同时分泌毒素，引起孩子消化不良、肚脐周围隐痛，这样他在睡眠中就会因神经兴奋性不稳定而出现夜间磨牙的现象。

（2）如果孩子总是挑食、偏食，或是晚餐进食过多，睡觉时胃肠内就极易积存食物，胃肠道就不得不加班工作。而胃部在工作的同时，也会引起面部的咀嚼肌自发性地收缩，牙齿便来回磨动了。

（3）缺少B族维生素及钙质的孩子更易磨牙。为此，父母要增加孩子一日三餐的营养摄入，大量补充维生素，往往就能有效改善状况。

（4）孩子白天玩得过于兴奋，导致入睡后大脑的一部分区域仍处于兴奋状态，从而使得孩子的下颌不由自主地上下左右前后运动，发出磨牙声。

（5）在父母不和、父母离异的家庭中长大的孩子，更容易因心灵受到创伤而出现夜间磨牙的现象。另外，学龄儿童因功课紧、作业多或学习不好遭到父母训斥，很容易导致焦虑、压抑、烦躁不安等不良情绪，从而出现夜间磨牙的症状。

（6）孩子睡觉时，如果头经常偏向一侧，极易造成咀嚼肌不协调，使受压的一侧咀嚼肌发生异常收缩，因而出现磨牙。

（7）一般来说，处于换牙期的孩子也会出现磨牙现象，这是建立正常咬合所需要的一种活动。通过磨牙，使得上下牙形成良好的咬合接触。这类夜间磨牙会自行消退，无须治疗。

如何减少孩子的夜间磨牙

夜间磨牙是很多孩子都会遇到的问题，偶尔的磨牙行为不需要干预。但是如果磨牙变成了习惯，那就需要治疗了。孩子之

睡 眠 新 主 张

如果你被孩子的磨牙声吵醒，不妨轻轻地抚摸一下他的下巴。虽然这样做并不能完全解决问题，但是可以让他暂时停止磨牙。动作一定要轻柔，不要叫醒孩子，那样反倒会打断他的睡眠周期循环。

所以磨牙，与很多因素有关，父母还需要分清情况，有针对性地进行护理。为了减少孩子夜间磨牙，可以试试以下方法：

（1）晚餐不要吃得太饱，饭后避免进食可乐等含有咖啡因的饮料或食物。同时，注意及时清洁牙齿。

（2）避免孩子白天玩得过于兴奋，或是出现紧张、焦虑的情绪。睡前让孩子少看让人兴奋的电视节目，精神上要尽量放松。

（3）如果孩子体内确实有寄生虫，需要在医生的指导下进行驱虫治疗。但是不能盲目认为驱虫治疗就可以消除磨牙症的发生。

睡眠小贴士

如果孩子牙齿发育不好，比如错颌、牙尖过高、龋齿或是牙周炎，也会引起不同程度的磨牙。为此，最好请专业医生仔细检查，并配合治疗。

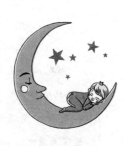

第八章
红色警报及特殊情况的应对

打鼾——哦……不那么好玩了

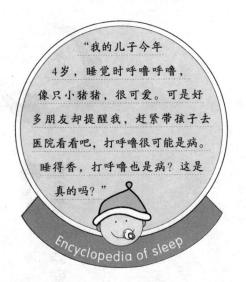

"我的儿子今年4岁，睡觉时呼噜呼噜，像只小猪猪，很可爱。可是好多朋友却提醒我，赶紧带孩子去医院看看吧，打呼噜很可能是病。睡得香，打呼噜也是病？这是真的吗？"

Encyclopedia of sleep

小小年纪爱打鼾

你的宝宝睡觉时张着嘴吗？入睡以后，是不是很快就打起了小呼噜？或者醒来时呼吸急促响亮？很多父母听着孩子那小小的鼾声，看着孩子天使般的睡姿，幸福之情溢于言表，"看！睡得多香！"

其实，许多孩子都会打鼾，尤其当他们感冒流鼻涕的时候更为常见。实际上，孩子打鼾非但不是睡得香，反而是睡得不好的表现。如果频繁出现，多半是疾病的征兆，而且还会严重影响到孩子的生长发育。

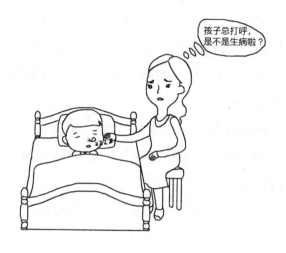

孩子总打呼，
是不是生病啦？

孩子为什么会打鼾

打鼾这件事可大可小，但要对症治疗，还需分清原因。一般来说，儿童打鼾多因上呼吸道堵塞引起，而急性鼻炎、过敏性鼻炎、慢性鼻炎、腺样体肥大、扁桃体肥大都会阻碍上呼吸道的正常通气功能，引发鼻塞、呼吸不畅、张口呼吸、睡觉打呼噜、频繁憋气等不适。

那么，孩子出现哪些情况需要及时就诊呢？反复打鼾，而且每周超过3次；张口呼吸，晚上睡觉嘴巴闭不上；因呼吸不畅而憋醒；睡眠不安、反复翻身。一旦孩子出现这些情况，应该警惕是不是病理性打鼾，要及时到医院确诊。

孩子打呼噜，父母怎么办

如果孩子晚上睡觉打鼾，父母该怎么办呢，不妨参考以下几点：

（1）均衡孩子的膳食，增加食物的多样性，合理喂养。

（2）帮助孩子增强体质，减少上呼吸道感染的概率。为此，可以多带孩子到户外晒晒太阳，呼吸一下新鲜空气；和孩子做一些小游戏，让他的身体结实起来。

（3）帮助孩子及时清理鼻涕等分泌物，保持鼻子的通畅。

（4）如果孩子因睡姿不对导致打呼噜，那就给他换个睡姿，并且别让孩子的枕头太高。

（5）如果孩子的呼噜症状较重，一定要及时咨询医生，并配合治疗。

此外，预防孩子打鼾还要注意保证他们作息时间的规律性，减少夜间的剧烈活动。同时，减少罹患各种急慢性呼吸道传染病的概率，避免炎症引起上呼吸道阻塞。

> **睡眠小知识——孩子打鼾，会是睡眠呼吸暂停综合征吗**
>
> 如果孩子常常感到焦躁不安，睡眠时用嘴呼吸、打鼾，或呼吸声很重，他有可能患有睡眠呼吸暂停综合征。
>
> 睡眠呼吸暂停综合征会导致睡眠严重不足及其他睡眠问题。如果不及时治疗，很可能会导致发育迟缓、多动症、尿床等。

过敏、感冒和鼻窦感染——让睡眠变得更加困难

"我的孩子正处于学步期，每隔一个月就患一次感冒，而且每次都会流清鼻涕，还会有咳嗽、发热等不适，看着真让人心疼，就连睡觉都不安稳了。我该怎么做才好呢？"

Encyclopedia of sleep

过敏、感冒和鼻窦感染与睡眠

几乎所有的孩子都会被感冒困扰，还有许多孩子会对某些特定物质有过敏反应，或是偶尔得鼻窦炎，之所以把它们放在一起，是因为它们都有一个共同点：那就是这些疾病会让黏液进入他的喉咙，引发不同程度的咳嗽。

孩子咳嗽，对许多家长来说是件苦恼的事情。然而，更令人感到苦恼的是，迟迟不见好转的咳嗽还会影响到孩子的睡眠，长期下去，就连孩子的抵抗力也会跟着下降。

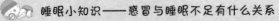
过敏也会让孩子的入睡变得困难

　　年幼的孩子由于免疫系统的发育尚未健全，所以相比成人，其过敏性疾病的发病率会更高。他们一旦被过敏侵袭，最明显的反应就是流清鼻涕，有的还会出现打喷嚏、咳嗽、鼻痒等不适。若是不经医生的诊断和治疗，这种情况会一直持续下去。所以，如果孩子在夜间咳嗽持续了好几个星期，就要考虑是不是过敏引起的了。

　　一般来说，儿童中常见的过敏有食物过敏、皮肤过敏、药物过敏和环境过敏。食物过敏在3岁以下婴幼儿中较为常见，发病率为5%～8%。尽管任何食物都有可能造成过敏，但是仍然有一些最常见的过敏食物，比如牛奶、鸡蛋、花生、坚果类、小麦、大豆、巧克力、鱼和甲壳类等。

　　另外，许多孩子极易因饮食、情绪或所用的护肤品而导致皮肤表面干燥、发红、起斑点、脱皮或生暗疮等。通常，这种现象在新生儿出生后2～3个月开始发作，3～5岁时得到缓解。

　　说到药物过敏，最容易使人发生过敏反应的药物主要有磺胺类、汞利尿剂、青霉素类、血清制剂等。这主要与患儿的体质因素、药物的化学性质和用药的方法等因素有关。

此外，空气中的灰尘，墙壁或柜橱里面的霉菌，香烟、壁炉或柴火炉散发出的烟雾，以及新油漆、新地毯、空气净化剂也很容易引发孩子的过敏反应。

过敏原列表

过敏因素	食物过敏	牛奶、鸡蛋、花生、坚果类、小麦、大豆、巧克力、鱼与甲壳类等
	皮肤过敏	因饮食、情绪或所用的护肤品，导致皮肤表面干燥、发红、起斑点、脱皮或生暗疮等
	药物过敏	磺胺类、汞利尿剂、青霉素类、血清制剂药物等
	环境过敏	空气中的灰尘，墙壁或柜橱里面的霉菌，香烟、壁炉或柴火炉散发出的烟雾，以及新油漆、新地毯、空气净化剂等

防治孩子过敏的措施

当你跟医生谈论这个问题的时候，他可能会建议从以下简单的措施开始行动：

1. 给孩子纯净的环境

有过敏体质的孩子90%以上对螨虫过敏，有灰尘的地方就有螨虫存在，所以家庭环境一定要保持整洁干净。因此，需要每天开窗通风；经常清洗地毯或茶几毯，清洗或更换毛绒玩具；使用专门的防过敏床上用品；在加热器和空调的进风口安装干净的过滤器。

2. 避免食用能引起过敏的食物

像牛奶、鸡蛋、花生、巧克力、杜果、海鲜等食物，是非常容易引起过敏的食物，父母一定要引起注意。若是发现孩子有皮肤发痒、呼吸急促等情况，一定要及时检查孩子这一天的饮食结构，并停止摄入过敏性食物，以防引起更严重的过敏反应。

3. 杜绝吸烟

吸烟对家庭中的每个人都会产生不同程度的影响，极易引发很多身体不适，小到感冒、鼻窦感染，大到肺气肿，甚至癌症。所以说，即使孩子不在家，也不能在家里吸烟。要知道，烟雾会一直吸附在墙壁上，时间久了，对身体健康自然不好。

如果孩子的身体状况影响到了他的睡眠，父母千万不能掉以轻心，一定要及时就诊。即使再微小或是暂时的不适都会妨碍孩子的正常睡眠。事实上，只要适当予以调整，不仅孩子的睡眠质量会得到改善，他的身体素质也会变强。

睡眠小贴士

对于有过敏性疾病的孩子，父母不必过于担心，只要日常生活中加以注意，避免接触过敏原，一旦发生疾病，及时治疗，使用正规药物，多数孩子的不适反应都会慢慢消退。

哮喘——偷走孩子睡眠的"地雷"

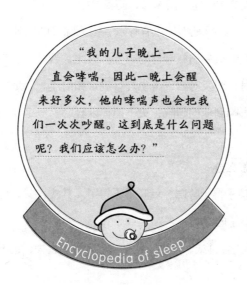

"我的儿子晚上一直会哮喘，因此一晚上会醒来好多次，他的哮喘声也会把我们一次次吵醒。这到底是什么问题呢？我们应该怎么办？"

Encyclopedia of sleep

关于孩子哮喘的那些事

哮喘，是一种常见的呼吸系统的慢性疾病，也是儿童最为常见的慢性病。哮喘发作时，孩子会使劲儿张开鼻孔，用力吸进空气，在呼气的时候，发出高音调的"呼哧呼哧"的声音，时间也会更长、更吃力。

发作间歇期，多数患儿症状可完全消失，少数患儿有夜间咳嗽、胸闷等不适反应。

哮喘可在孩子任何年龄发病，但多数始发于5岁以前。哮喘在夜间发作更为常见，尤其是孩子的卧室灰尘很多，或是床上用品含有羽毛及看不见的尘螨等过敏原时。而且哮喘复发与免疫力低有直接关系。所以防治哮喘复发的关键是预防感冒，防治过敏。

2岁以下的孩子很难诊断是不是患有哮喘，因为除哮喘以外的很多情况也能引起孩子气喘或发出气喘样的声音。因此，当对孩子的健康状况无法做出判断时，要及时咨询医生进行确诊和治疗。若是孩子的身体状况已经严重影响到他的睡眠，更不能掉以轻心，一定要及时确诊。

小儿哮喘，父母怎么办

很多家长一听说孩子得了哮喘，就吓得不得了。其实，父母可以通过以下方法来改善孩子的哮喘：

（1）不要让孩子进食过咸、过甜、过腻、过刺激的食物，也不要进食容易过敏的食物，如鱼、虾、蟹、牛奶、桃子等。另外，也不要吃得太饱。

（2）尽量避免接触、及时处理已知过敏原，如屋内不要放置花草等易引起过敏的物品。

（3）适度锻炼对患儿极为重要，可与药物治疗同时

睡 眠 新 主 张

不要擅自诊断并给孩子服用非处方药，因为许多药物并不适合儿童，服用不当反而会加重病情。专业的医生会告诉你如何从生活细节上进行调理，远离哪些过敏源，并会给予适当的药物治疗。

进行。锻炼在促进孩子血液循环及新陈代谢的同时，还能改善其呼吸功能，增强肌肉张力，提高机体对外界环境变化的适应能力，提高免疫力。

此外，当怀疑孩子患有哮喘时，应该尽早把它扼杀在萌芽状态，即在咳嗽初期，而不是等到孩子的肺收缩到他会发出"呼哧呼哧"的声音的时候。

睡眠小贴士

一旦发现孩子表现出不同于一般的感冒症状，一定要及时记下他的不适症状，并咨询专业医生。另外，还需考虑遗传因素的影响，如果父母任意一方有哮喘疾病，那么孩子患病的可能性就会增大。

夜间惊厥——永远不会结束的故事

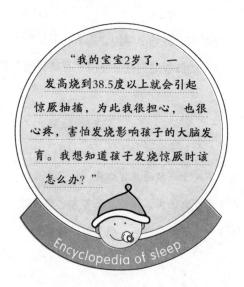

"我的宝宝2岁了，一发高烧到38.5度以上就会引起惊厥抽搐，为此我很担心，也很心疼，害怕发烧影响孩子的大脑发育。我想知道孩子发烧惊厥时该怎么办？"

Encyclopedia of sleep

可怕的夜间惊厥

人们很容易把夜惊的尖叫和无应答误认为是惊厥。虽然夜惊让我们惊恐不已，但是它没有惊厥的主要症状。惊厥发作的典型表现为突然意识丧失，同时发生阵发性四肢和面部肌肉抽动，并且伴有眼球上翻、凝视或斜视、口吐白沫、嘴角牵动、呼吸暂停、面色青紫，有的患儿还会出现大小便失禁。

6岁以下儿童惊厥的发生率为4%～6%，较成人高10～15倍，年龄愈小发生率愈高。惊厥发作时间由数秒到数分钟，抽搐停止后多进入睡眠状态。惊厥的频繁发作或持续状态常常会危及患儿生命，或是使患儿遗留严重的后遗症，影响孩子的智力发育和身心健康。

什么原因引起的夜间惊厥

小儿惊厥的原因从有无感染的角度来分，通常可以分为感染性（热性惊厥）和非感染性（无热惊厥）两大类。感染性惊厥主要有中枢神经系统的感染（例如各种脑炎、脑膜炎）和中枢神经系统以外的感染（常见的有败血症、中毒性菌痢、肺炎等）。感染性惊厥在婴幼儿更为多见，好发年龄为6个月至5岁，发病率为2%～4%。还有一种是由突然高烧引起的惊厥，又叫高热惊厥。这种情况很容易判断，因为孩子通常已经面红耳赤，摸上去很烫。

无热惊厥也是小儿常见的急诊之一，病因众多，以原发性癫痫、低钙抽搐和脑肿瘤较为多见。临床以突发性全身抽搐、不伴发热为特点。此类疾病通常不发热，但有时因惊厥时间较长，也可引起体温升高。

睡眠小知识——热性惊厥能引起智力低下吗

热性惊厥为小儿惊厥中最常见的一种，预后一般良好，引起智力低下的发生率很低。但是有少数患者可以引起智力低下，对此有两种解释。一种观点认为，严重的热性惊厥可以引起脑损伤，出现癫痫及智力低下。惊厥复发次数越多，出现脑损伤的可能性就越大。另一种观点认为，在热性惊厥发作前，小儿的神经系统已出现异常，即使不发生热性惊厥也会出现智力低下。

孩子惊厥了，该怎么办

如果孩子惊厥了，父母应该怎么做呢？具体应注意以下几点：

（1）孩子一旦出现惊厥反应，家长首先要保持镇静，切勿惊慌失措。应立即让孩子平卧，松开他的领扣，把他的头偏向一侧，以便其口腔分泌物易于流出，避免引起窒息。若是不幸出现窒息，应立即吸出呼吸分泌物，施行人工呼吸。

（2）惊厥发作时，应尽量保持环境安静，减少对患儿的刺激，禁止将患儿抱起或高声呼叫。

（3）如果孩子有高热症状，应给以物理或药物降温。如惊厥发作时间较长，无论有无发绀，均应给以吸氧，以减轻脑缺氧。

（4）惊厥发作时，禁食任何食物，包括饮水。待惊厥停止、神志清醒后，再根据病情适当给以流质或半流质食物。

（5）惊厥不止时，要立即送医院治疗，并向医生反映抽风开始时间、抽风次数、持续时间、两眼是否凝视或斜视、大小便有无失禁，以及解痉后有无嗜睡现象等，以便医生进行诊断和处理。

此外，由于小儿惊厥对孩子的健康成长有一定影响，

睡眠新主张

不管是什么原因引起的惊厥，首先要尽快用药物控制惊厥，不然抽风时间长就可引起发热或使心、脑功能遭受影响，个别可因窒息死亡。

所以平时的积极预防尤为重要，这里就介绍一些预防措施：室内经常开窗通风，多让孩子到室外活动，增强身体的适应能力，减少感染性疾病的发生；注意营养，除了奶类饮食以外，及时添加辅食，比如鱼肝油、钙片、维生素B_1和维生素B_6，以及各种矿物质；适当合理用药，防止小儿误服有毒的药品；防止小儿撞跌头部引起脑外伤，更不能随意用手拍打小儿头部。

多动症到底是怎么回事

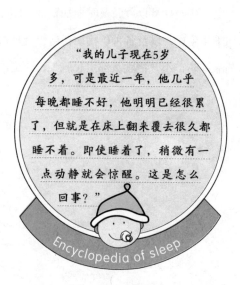

"我的儿子现在5岁多，可是最近一年，他几乎每晚都睡不好，他明明已经很累了，但就是在床上翻来覆去很久都睡不着。即使睡着了，稍微有一点动静就会惊醒。这是怎么回事？"

Encyclopedia of sleep

多动症儿童有睡眠问题吗

多动症，又称注意力缺陷多动障碍、儿童多动综合征，是最为常见的儿童精神健康疾病之一。一般情况下，患儿在幼年时患病，大多会一直延续到成年。根据调查发现，有5%~10%的学龄儿童患有此症，其中男女比例为5∶1。许多孩子患上多动症后，常常表现为注意力缺失（即注意力不集中、易分心）、多动、冲动易怒。有的孩子以注意力缺失为主，有的以多动、冲动为主，还有的则表现为三者并存。

值得注意的是，多动症患儿易患其他疾患，如睡眠问题、遗尿症、学习障碍、品行障碍、焦虑、抑郁等。另外，多动症患儿在疲劳的时候，很容易变得爱反抗、情绪化。而且这些表现又会导致孩子睡得更少，第二天变得更加暴躁……恶性循环就这样一直持续下去。

在一项针对数千名儿童（年龄在2~6岁之间）的研究中发现，每晚睡眠时间少于10个小时的孩子，在成为学龄前儿童之后，多动的可能性会翻倍，在幼儿园的注意力也会相对不集中。一项新的研究还显示，将近50%的多动症患儿存在短暂睡眠问题，10%的患儿存在长期睡眠问题。可以说，睡眠问题越严重，多动症越严重。

多动症儿童都有哪些睡眠问题

多动症儿童的睡眠问题主要表现为以下特点：

（1）多动症孩子因好动，上床睡觉会非常困难。

（2）早晨难以被唤醒，睡眠时间减少。

（3）睡眠中的不自主运动增多，周期性肢体的翻动增多，梦话比较多。

（4）睡眠中容易出现阻塞性呼吸暂停现象，可伴有打鼾和肥胖。

（5）在睡眠的过程中会突然起床行走，或是在睡眠的过程中会突然出现一种短暂的惊扰状态。

睡眠小知识——多动症儿童睡觉时还在动，这正常吗

研究指出，多动症儿童比非多动症儿童在睡觉时明显要好动得多。多动症的孩子在睡觉时，动作会一个接一个，他的胳膊、腿、整个身体、头、手都在不停地动。

如何改善多动症儿童的睡眠质量

如果孩子被诊断为患有多动症，父母可以采用以下方法来改善孩子的睡眠：

（1）确保孩子每天都有时间锻炼身体，接受充足的阳光照射。

（2）提供富含纤维、蛋白质的饮食。

（3）避免食用含有人工色素和香精的食物。

（4）严格遵守小睡时间安排。

（5）制定一套稳定的睡前程序，包括安静地游戏、阅读、按摩等。

（6）营造一个尽可能安静的睡觉氛围。

（7）睡眠前避免喧闹的游戏、家庭争吵和吵闹，以及恐怖的电视节目。

（8）向医生咨询如何治疗过敏、打鼾及其他睡眠干扰。

总之，随着社会的发展，儿童神经心理及行为发育问题越来越受到社会的重视。对于多动症，我们应做到早发现、早诊断、早治疗。

发作性嗜睡症 —— 不可抗拒的睡眠困扰

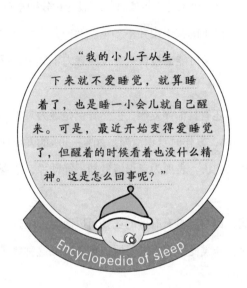

"我的小儿子从生下来就不爱睡觉，就算睡着了，也是睡一小会儿就自己醒来。可是，最近开始变得爱睡觉了，但醒着的时候看着也没什么精神。这是怎么回事呢？"

Encyclopedia of sleep

　　说起嗜睡，想必很多人都听说过，但是就算是普通人也会偶尔有嗜睡的表现。而发作性嗜睡症的主要特征就是过于异常的睡眠。那么，孩子发作性嗜睡症又有哪些临床表现呢？

　　一般来说，当孩子进行正常的日常活动时，例如看书、看电视，或是谈话、行走，总之在任何场合下，会突然发生不可抗拒的睡眠，这种感觉就像被睡魔突然击中一样，完全不能克制自己。症状较轻的孩子可能会觉得特别困倦，而症状较重的孩子可能会在跟人说话时就突然沉睡过去。

研究发现，当孩子处于这种睡眠状态时，脑电图亦呈正常的睡眠波形，与正常睡眠相似。睡眠程度不深，易唤醒，但是醒后又不容易入睡。一天可发作数次至数十次不等，持续时间一般为10分钟左右。

发作性嗜睡症在10岁以下的孩子中并不多见。然而，当稍大一些的孩子表现出这种症状时，又可能会被误认为是注意力不集中或反应迟钝。

此外，发作性嗜睡症还有其他伴发症，突然猝倒是最为常见的伴发症，占患儿的50%～70%，发作时意识清晰。20%～30%的发作性嗜睡患儿会出现睡眠瘫痪的症状，表现为意识清楚却不能动弹，全身迟缓性瘫痪。

对于发作性嗜睡病，目前还没有有效的药物可以改善。不过，每天安排固定的时间小睡，养成良好的睡眠习惯，可以降低这种病症的发作频率。

季节性情感障碍——鲜为人知的睡眠障碍

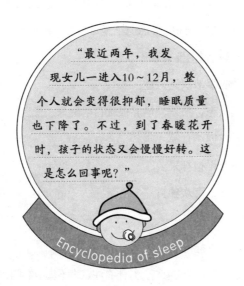

"最近两年，我发现女儿一进入10~12月，整个人就会变得很抑郁，睡眠质量也下降了。不过，到了春暖花开时，孩子的状态又会慢慢好转。这是怎么回事呢？"

Encyclopedia of sleep

什么是季节性情感障碍

这种睡眠障碍一般以"冬季抑郁"之名而为人所知，这是因为冬天白天短、黑夜长，日照时间短容易引起抑郁症状，就连睡眠问题也会受到干扰。

季节变换本来是件很平常的事，在转变的过程中，为了让身体适应环境的变化，就有必要对自己的身体机能进行调适。由于个体存在差异，所以有些儿童在这个过程中可能一时无法适应，严重的就会患上儿童季节性情感障碍。

当然，儿童患上季节性情感障碍，季节的转换只是诱因之一。这类孩子自身在性格上也存在一些缺陷，比如个性忧郁、胆量小，以及父母教育方式上存在问题。所以，如果孩子在学校的表现不是很好，这可能不是老师或学业的问题，而应考虑一下是否与冬季抑郁有关。

儿童患上季节性情感障碍主要有以下表现：

（1）对本来喜欢做的事情缺乏兴趣。

（2）仿佛处于冬眠状态，嗜睡，早晨很难自己醒来。

（3）食欲增加，爱吃糖类食品。

（4）精力不足，整天无精打采。

（5）不喜欢与人交往，喜欢独自一个人玩。

（6）情绪容易激动，爱冲动。

（7）时常出现头痛、胃痛等身体不适。

（8）学习成绩在每年冬季忽低忽高，并伴有注意力不集中等问题。

当然，上述这些症状并非同时出现，但是如果在一个时间段内，孩子每天都会出现其中的一些症状，那么就要考虑做出抑郁的诊断了。如果这些症状仅仅或主要出现在10或11月份，那么很有可能是季节性情感障碍的问题。

如何帮助患有季节性情感障碍的孩子

如果孩子被诊断出患有季节性情感障碍，父母可以这样做：

（1）帮助孩子理解什么是季节性情感障碍，并提供简单的解释。

（2）平时多带孩子进行户外运动，或是每天抽出一段时间一起散步。

（3）额外花一点时间和孩子待在一起，即使没什么特别的事情可做，单是享受这段幸福的亲子时光也能带给你和孩子无尽的快乐。

（4）在对孩子进行药物治疗时，父母一定要有耐心，不要期望症状立刻消失。

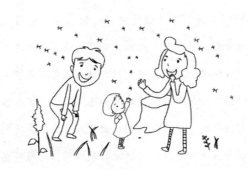

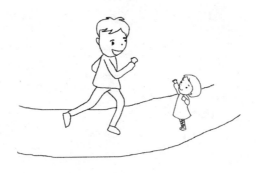

当儿童患上季节性情感障碍后，父母不用过于惊慌。一般来说，这种状况会持续4~6周的时间，不严重的话不用治疗，慢慢就会痊愈。只有个别表现较为严重的，或是持续时间超过3个月以上的儿童才需要到医院接受正规的专业治疗。

睡眠小知识——光线疗法

据研究，患有季节性情感障碍的儿童主要因人体的生物化学物质受光影响所致。所以，光线疗法是治疗季节性情感障碍的有效办法之一。光线照射时，让患儿坐在距离光源约45厘米处，每隔30秒用眼睛迅速地瞥一下光源，注意不能凝视，以免光线刺伤眼睛。症状往往在几天或几周内就会得到改善。不过，光线疗法也会带来一些轻微的副作用，可能包括头痛、眼睛疲劳，最好在医生的指导下使用。

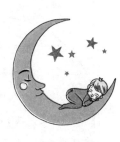

第九章
关于睡眠，你需要了解的其他问题

母乳喂养对睡眠有特殊影响吗

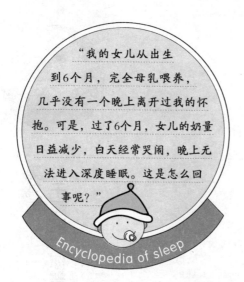

"我的女儿从出生到6个月，完全母乳喂养，几乎没有一个晚上离开过我的怀抱。可是，过了6个月，女儿的奶量日益减少，白天经常哭闹，晚上无法进入深度睡眠。这是怎么回事呢？"

Encyclopedia of sleep

母乳喂养的宝宝存在更多的睡眠问题

为了宝宝的健康，很多妈妈会选择母乳喂养。但母乳喂养却是一条艰辛的道路，过程中也会出现各种各样的难题，母乳喂养的宝宝比其他宝宝存在更多的睡眠问题就是其中之一。这是为什么呢？

（1）相比奶粉喂养的宝宝，母乳喂养的宝宝每次睡觉的时间都较短。这很可能与母乳比奶粉更易消化有关，所以母乳喂养的宝宝常常是每隔两三个小时就要醒来一次找奶喝。

（2）母乳喂养的宝宝经常是边吃奶、边睡着，从而在宝宝的大脑中形成乳头与睡觉之间的强烈联想。一旦这种联想形成，宝宝在半夜醒来后，就会很难自己入睡，必须含着妈妈的乳头才能再次入睡。

母乳喂养会导致宝宝贫血

首先，我们需要正视一个事实，那就是完全母乳喂养的宝宝，比奶粉喂养的宝宝更易出现贫血症状，看起来力气不足、经常哭闹、无法进入深度睡眠。

我们知道铁成分在人体内最重要的作用是造血，而铁成分不足会导致红细胞的数量不足，身体活力随之下降，导致孩子容易烦躁哭闹。

然而，对于母乳喂养的宝宝来说，虽然母乳中的铁成分很容易被孩子吸收，但是完全喝母乳的宝宝长到6个月左右时，单靠母乳远远不能补充所需的铁成分。而奶粉中所含的铁成分则更为充足，喝奶粉的宝宝即使不单独补铁，也可以减少贫血情况的发生。为此，大部分完全母乳喂养的宝宝在6个月左右时，应该及时添加含铁食物，避免出现缺铁引起的各种症状。

断掉孩子在母乳和睡眠之间产生的不良联想

当妈妈的乳房以及不断的

睡 眠 新 主 张

可以的话，晚上进行睡前程序的时候也由爸爸来完成。当宝宝不再又哭又闹，可以独自入睡了，妈妈就可以和宝宝一起进行睡前的准备活动了。

吸吮成为让宝宝再次入睡的特定条件时，可以试试下面几个方法来改变。

（1）为了培养宝宝即使不吃奶也能睡觉的习惯，减少整体的喂乳时间或许有一定的效果。在此之前，你需要准确掌握现在的喂乳时间，然后把它当成起点，每次减少一分钟。只要坚持下去，总有一天会切断孩子的睡觉联想。

（2）即便宝宝因为母乳喂养产生不良的睡眠联想，也可以通过改变喂奶时间来纠正这个不良习惯。比如，把喂奶放在睡前程序的最前面，给孩子喂完奶后，再给他洗澡、读故事，这一点很重要。

（3）如果宝宝有晚上睡醒后非要母乳才能入睡的习惯，可以尝试让爸爸陪在身边。因为如果妈妈哄宝宝睡觉，宝宝也许会想起从前，又要找奶喝。若是换成爸爸，并且妈妈坚持不出现，慢慢地，孩子就会逐渐适应在没有母乳的情况下入睡。

总之，每个孩子的成长过程和心理都不一样，因此，父母对待半夜起来哭着要吃奶的宝宝，方法也应不一样。可以结合自己孩子的情况，在上面方法中选择一个最适合自己的，也可以用自己的方法解决。

当然，从决定帮助孩子做出改变的那一天起，就要一直坚持下去，直到成功。在这个过程中，父母的耐心和保持一贯性起着极为重要的作用。

做善良的妈妈，还是优秀的妈妈

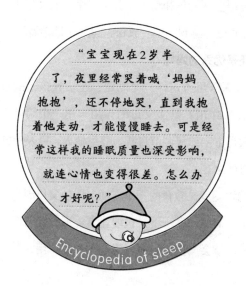

"宝宝现在2岁半了，夜里经常哭着喊'妈妈抱抱'，还不停地哭，直到我抱着他走动，才能慢慢睡去。可是经常这样我的睡眠质量也深受影响，就连心情也变得很差。怎么办才好呢？"

晚上哭着要让妈妈抱的宝宝

很多妈妈都经历过这样的苦恼：宝宝晚上醒来后，非要妈妈抱，若是置之不理就大哭大闹。很多时候，为了培养孩子的睡眠习惯，往往是咬着牙遵守已经制订好的睡眠训练——让孩子一直哭，可是看着孩子嗷嗷大哭的样子又心疼。

事实上，那些睡眠训练失败的父母，之所以没有一直坚持下去，问题就出在这种愧疚感上。尤其是朝九晚五的上班族父母，常常是一大早就要和宝宝说再见，晚上很晚了（更多时候宝宝都已经休息了）

才能回到家，为此这些父母对宝宝的愧疚感会更强烈，无奈只能这样安慰自己：即使自己晚上少睡一会儿，也要多陪宝宝玩一会儿。

然而，宝宝只有睡得多，身体和精神才会更健康，如果想让宝宝和妈妈在短暂的玩耍时间里都感到幸福、放松，睡眠才是必需的。

做善良的妈妈，还是优秀的妈妈

所有的父母都应该深入思考这样一个问题：在培养孩子的过程中，父母究竟起到了什么作用？其实父母的作用，用一个简单的词说，就是"教育"。教育宝宝如何调节自我、尊重他人，以及在既定的环境下，做出恰当的行为。

对孩子睡眠习惯的培养就是教育的一个方面。即使父母因为工作压力或是生活琐事累了，很想休息一下，也要让宝宝形成好习惯。因为宝宝一旦养成坏习惯，就会产生像前面所说的各种副作用，而这些副作用会长期存在。

所以，与其做一个善良的妈妈，更应该先考虑做一个优秀的妈妈。

睡眠小知识——让宝宝一直哭会破坏亲子之间的依附感吗

不会。很多研究结果表明，如果妈妈的态度失去一贯性，反而会引起宝宝对妈妈不安的依附感。果断与坚持反而有助于建立亲子之间的依附感。

更何况，对于年幼的宝宝来说，他们还不能用语言表达一切，只会用"哭"这种行为来表达自己的意愿。若坚持用成人的观点和行为方式去看待宝宝，反而会夸大宝宝的哭泣行为。所以，需要切记一点：宝宝的哭只是他表达自我感受的一种方式而已。

不抱宝宝会不会对宝宝的情绪造成伤害

睡眠训练和走路练习一样，做父母的需要调整好心态，陪孩子慢慢度过这个阶段。回忆一下宝宝刚学走路的时候，是不是经常会摔倒？难道为了不让宝宝受伤，就不让他走路吗？

同样的道理，宝宝不想一个人睡觉而哭闹，好比害怕自己走路。如果父母怕宝宝因委屈而大哭大闹，进而暂停睡眠训练计划，宝宝很可能会在很长一段时间内无法睡得安稳。

其实，养育孩子，包括进行睡眠训练在内，最重要的是不忘初衷，保持一贯性。即使宝宝因为晚上妈妈不抱自己而大哭，第二天睡好起来后，还是会再次可爱的拥抱妈妈。

总之，那些动不动就出现情绪不安或是行为问题的宝宝，往往与其没有一个良好的睡眠习惯有很大关系。而睡眠习惯好的宝宝，无论是行为还是情绪，都是非常稳定的。

经常生病的孩子的睡眠问题

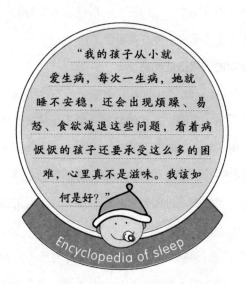

"我的孩子从小就爱生病，每次一生病，她就睡不安稳，还会出现烦躁、易怒、食欲减退这些问题，看着病恹恹的孩子还要承受这么多的困难，心里真不是滋味。我该如何是好？"

Encyclopedia of sleep

孩子生病期间，睡眠状况如何

孩子一生病，夜里就会醒来很多次，这是令很多父母倍感焦虑的一件事。

所以，当孩子频繁夜醒时，格外需要父母的介入，使其放松，重新入睡。也许孩子已经开始把拥抱、亲吻跟重新入睡联系起来了。这样一来，伴随着发烧等痛苦的病症，孩子的睡眠行为就会发生改变，而这种改变会在病痛过去后的很长时间内依然存在。

实际上，孩子因发烧而频繁醒来是一种正常现象。然而，很多父母却不知道其实孩子并不需要任何帮助就能重新入睡。如果在孩子患病期间对其特殊照顾，一旦孩子病好了，他要在没有父母帮助的情况下学会自己重新入睡，则是一件困难的事情。

如何帮助生病的孩子在夜间醒来后重新入睡

在孩子生病期间，父母如何做才能帮助夜间醒来的孩子重新入睡呢？

（1）当孩子得了严重的疾病，情绪很低落时，父母要尽可能多地陪陪孩子，让他感觉轻松一些。但是，当疾病的严重阶段过去后，就应当减少夜间对他的关注。记住，普通感冒对大多数孩子的睡眠并没有太大的影响。当然，有必要在儿科医生的帮助下，学会区分普通感冒时的习惯性哭闹和病情严重时的痛苦的哭闹之间的区别。

（2）有些父母只在孩子生病的时候才陪着他睡觉，平时则让孩子一个人睡。其实，这种策略也常常以失败告终，因为不能十分地肯定孩子的病是严重的，还是仅仅有一点小小的不舒服。比如，孩子午睡醒来后，可能觉得他只是有一点普通感冒的症状，于是不太在意他的哭闹，但是到了夜里凌晨2点，就开始担心了："怎么烧还没有退，体温反倒更高了，这是怎么回事？会不会是中耳炎呢？"

于是，正如大多数父母所经历的那样，间断性行为开始了：有时候会悄悄地看看孩子，有时候又狠心不看。然而，父母的这种行为其实是在教孩子要哭得再大声一点、再长久一点，因为聪明的孩子早就知道只有这样才能把父母招来，而小声地、短暂地哭闹根本引不起大人的注意。

　　一般来说，孩子白天玩得高兴，正常交流没有问题，胃口也好，这些都是身体健康的信号，而且普通感冒也不会对孩子有太多的影响。反倒是尽量让孩子进入睡眠状况才最有利于其健康的恢复，正如研究指出的那样，睡眠缺乏本身就能够损伤我们的免疫系统，而免疫系统才是孩子避免炎症的一道防火墙。所以说，生病与睡眠质量不好才会形成一种恶性循环：疾病妨碍睡眠，睡眠不好又很容易让我们生病。

SOHO族父母，孩子的睡眠该如何安排

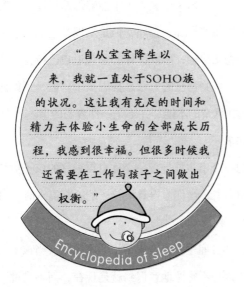

"自从宝宝降生以来，我就一直处于SOHO族的状况。这让我有充足的时间和精力去体验小生命的全部成长历程，我感到很幸福。但很多时候我还需要在工作与孩子之间做出权衡。"

Encyclopedia of sleep

更具挑战性的SOHO族

毫无疑问，在家办公的父母可以把更多的时间和精力留给孩子，尤其是在孩子刚出生没多久的一段日子里（因为每天绝大多数时间都处于睡眠状态）。为此，父母有时候就会幻想："哦，这样安排也挺好，并没想象中那么难。"如果孩子天生是那种性格温和的人，就更是件美事了。

但是，从某些方面来说，在家工作比很多人想象得要更具挑战性。这是因为孩子不断波动的睡眠节奏无法让他始终被禁锢在一个工

作的时间表上。

另一个挑战就是，如果你和保姆（或你的家人）一起照看孩子，当听见孩子的哭声，意识到保姆（或家人）不能够迅速地让孩子安静下来时，你想要冲过去的想法是那么强烈，但是从理智上你知道保姆（或家人）需要与孩子密切接触，所以，你必须强迫自己待在办公桌前，听任保姆（或家人）找到自己的方法来抚慰孩子。但是正如你内心纠结的那样，想要战胜母亲的本能却并不是一件容易的事。

尊重孩子的睡眠需求

首先，需要肯定的一个事实就是，一个休息得很好的孩子更能适应时间表的改变。换句话说，当你懂得尊重孩子的睡眠需求时，事情往往会变得更容易、更顺畅。

假设你在家工作，并且雇用了一个人帮忙照顾孩子。当孩子饿了要吃奶的时候，你就应该毫不犹豫地意识到就是现在，而不是过一会儿，为此，需要立马出现在孩子的面前，并且投入地给他喂奶，而不是试图把孩子的进食、睡眠习惯按照你的工作时间来安排。

但是，如果用配方奶代替母乳，那么保姆就可以做了。但是即便如此，也不能光顾着自己的工作，而是要全身心地关注孩子，并且务必按照孩子的时间表来照顾他、呵护他。

在家办公族，怎样做到工作、孩子两不误

首先，如果请保姆（或家人）帮忙，在可能要开始工作之前，就要跟看护者协调好。

其次，如果是母乳喂养，在孩子2周左右的时候，每天尽量用奶瓶给他喂一次母乳或配方奶（当然，不一定非要在每天的同一时间）。这样做可以很好地帮助孩子顺利接受奶瓶。如果给孩子用奶瓶的时间晚了，他在潜意识里很可能就只接受妈妈的乳头了，这样你就失去了灵活性。事实上，每天用奶瓶给孩子喂一次奶，并不会让孩子变得混乱，也不会导致断奶。

另外，当你正集中精力投入工作，而孩子恰恰需要你的关注与陪伴时，该如何是好？是继续接电话，还是跟客户谈方案？为此，你不妨学会把重要的电话放到孩子小睡的时候再打，或者干脆在你非常忙碌的时候到办公室去，躲开孩子的干扰。

但是，当孩子变得更加需要交际、更加警觉、更加需要关注时，这一切将会变得越来越困难。这也再次说明，居家办公并非十全十美，虽然在家办公最大的好处就是灵活，但是有时候还是会发生意料不到的事情。

睡眠小贴士

选择在家办公并不适合每一个人，但是很多父母发现只要乐意妥协，有灵活的态度和计划，最终得到的要比付出的多得多。

如何同时处理好小婴儿和大孩子的睡眠

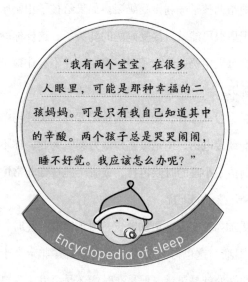

"我有两个宝宝，在很多人眼里，可能是那种幸福的二孩妈妈。可是只有我自己知道其中的辛酸。两个孩子总是哭哭闹闹，睡不好觉。我应该怎么办呢？"

Encyclopedia of sleep

时刻提醒自己：睡眠习惯是可以培养的

家里有两个孩子，无形中增添了很多快乐，两个孩子也可以做伴玩耍，孩子们不再那么孤单。但是，与此同时，也出现了很多问题，两个宝宝怎么安排睡觉就是令很多父母倍感头疼的一件事。

其实，再小的事情在没有形成习惯的情况下，也往往会变成负担。但是如果你把这些事情转变成习惯了，你就会惊讶地发现，之前的负担竟然不知不觉地消失了。

养育宝宝也是这个道理。在喂奶、换尿布、准备断奶这些事情上，大部分妈妈都可以做到，而且做得都很完美。这其实是不断练习得来的。可是，对于如何哄宝宝睡觉，妈妈们却似乎忘了习惯的重要性。

事实上，宝宝越幼小，有规律的睡眠习惯就越重要。假如老二的睡眠时间有规律，妈妈就可以轻易预测到老大是否会影响到老二的睡眠。若是做到这一点，就能找到解决问题的办法了。

家有两个孩子，如何安排睡眠

午觉睡眠训练的方式与夜间睡眠训练的方式一样，只是在时间上缩短了一些而已。以开篇案例中的两个宝宝为例，妈妈首先需要解决的是老二的午觉问题。

为此，需要帮助孩子每天改变一点，这里建议从15分钟开始。具体地说，就是让孩子早上早起15分钟，白天早睡15分钟。几天后，老二的午觉时间就会提前一个小时。那样，老大回来的时候，老二恰好睡醒了，两个孩子就可以一起愉快地玩耍了。

当然，也可能会遇到这样一个难题，那就是老二不配合，这时可以试着改变老大的习惯。在老大回家之前，就把老二的卧室门关上。然后给老大安排一些不容易发出很大声响的活动，比如洗手、换衣服、吃零食，以及玩一会儿没有声音的玩具。虽然，这段时间会很长，但这恰好可以确保老二得到充分的睡眠。

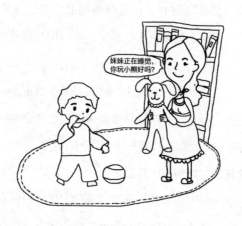

妹妹正在睡觉，
你玩小熊好吗？

　　在这个过程中，老大很可能会变得不听话，虽说强烈的批评甚至打骂可以使孩子的行为习惯化，但是表扬与鼓励的方式更容易达到想要的结果。例如，当老大不再大声喧哗，不再到处跑动时，就立即给他一个表扬贴纸。鼓励可以迅速强化宝宝的某种行为，这样做的效果会更好。

家有双胞胎，如何安排孩子们的睡眠

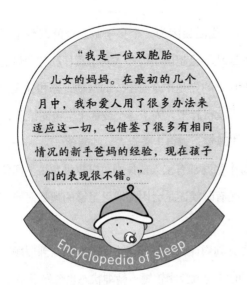

"我是一位双胞胎儿女的妈妈。在最初的几个月中，我和爱人用了很多办法来适应这一切，也借鉴了很多有相同情况的新手爸妈的经验，现在孩子们的表现很不错。"

Encyclopedia of sleep

有了双胞胎以后，你的生活发生了什么

首先，让我们直面这样一个现实：有时候，一个孩子的出生是幸福，也是麻烦。但是，如果同一时间，老天赐予你两个孩子，那么，幸福指数将是原来的2～3倍，而麻烦指数竟然是原来的10～20倍。

也许很多父母要问：为什么会有这么大的变化？为什么会带来这么大的麻烦？给大家举一个最平常不过的例子，你就明白了。

如果你的一个孩子是醒着的，要玩，并且要满屋子地跑进跑出，而另一个孩子恰恰到了犯困的时候，他需要休息，而你必须得哄他睡觉,这时麻烦是不是来了?再比如,此时你正在给一个孩子喂奶,他正喝得有滋有味,而另一个孩子拉臭臭了,你需要赶紧给他换尿布,你的麻烦是不是来了?

对于很多家庭来说,生活会因为一个孩子做怎样的改变是一个大问题,而两个孩子的出现早已超出了很多人对于责任和劳动量的想象。当震撼过去,取而代之的则是掺杂着不安的激动,你和爱人很可能会隔三岔五地半夜三更就得起来,为了这个或那个宝宝而忙乱,或者,你们俩都根本不回去睡觉,省得走来走去,吵醒孩子。

生活中,并不是每个家庭都有家人或保姆可以提供帮忙。即使你很幸运,有人帮忙,但是有时候还是会因为缺乏足够的睡眠而筋疲力尽、心烦意乱。

不过,如果你事先计划周详,而且爸爸也能积极参与到照顾孩子的生活中,你们俩缺觉的时间就会比较短,精神状态也会好很多。

尽早开始睡眠训练

对于双胞胎家庭来说,父母最大的烦恼之一就是两个孩子因为睡在同一个房间,常常会吵醒彼此。

而且养育双胞胎的工作量本来就艰巨,对于父母来说,必须努力释放出所有的能量来照顾孩子,而帮助孩子养成一个好的睡眠习惯更是养育孩子的过程中一个特别重要的环节。

为此,很多父母试图让双胞胎的睡眠同步,在调教时间表上尽量做到一致,事实上这么做根本无济于事。有足够的证据表明,遗传因素对睡眠模式的形成起到了显著的作用，同卵双胞胎比异卵双胞胎的睡眠模式更加相像。

对于双胞胎（甚至是三胞胎或者更多胞胎），最主要的原则就是尽早开始进行睡眠训练，在孩子出生后就应该开始。首先，你需要在宝宝们醒来后1~2个小时，就试着让他们睡个小觉。如果任由孩子玩耍，一旦过度疲劳，入睡就会变得非常困难。而且这么做的另外一个好处是，等孩子大一点之后，当你试图调整他们的睡眠时间表时，成功率会很高。

其次，尝试控制孩子早上醒来的时间。当一个宝宝醒来时，你要跟他说："白天开始了，夜晚的睡眠结束了。"这个时间点通常在早上5~8点之间。此时，你还需要把另一个宝宝叫醒。记住，这里针对的是几个星期大的孩子。这个过程开始得越早，孩子就休息得越好，父母成功的可能性就越大。

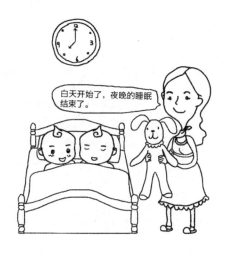

当两个孩子都醒来之后，下一步就是要让他们的清醒时间段保持在一个很短的范围内，然后，让两个孩子一起睡第一个小觉，这个时间基本在孩子们起床后的一个小时。小睡过后的2小时内，最好让孩子们再来一次小睡，因为对于小婴儿来说，当清醒时间超过2小时，他们就不会表现得很乖了。

　　当到了晚上，为孩子们安排较早的上床时间很有必要，因为这样做可以使白天的小睡变得更有规律，而且小睡的时间也会延长。另外，安抚两个宝宝的风格也要趋于一致。

如何预防和处理搬家引起的睡眠麻烦

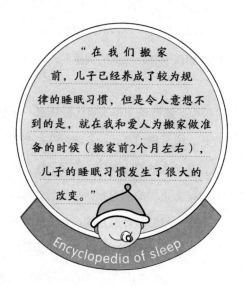

"在我们搬家前，儿子已经养成了较为规律的睡眠习惯，但令人意想不到的是，就在我和爱人为搬家做准备的时候（搬家前2个月左右），儿子的睡眠习惯发生了很大的改变。"

Encyclopedia of sleep

由于搬家而导致孩子产生焦虑或恐惧等情绪，进而影响到平时规律的睡眠，对于孩子来说是自然的、正常的。作为父母，不需要过度担心。在大多数情况下，只要注意以下事项，相信过不了几天，孩子的睡眠问题就会得到解决。

（1）在准备搬家或刚搬进新房的时候，一定要尽可能地保持孩子睡眠习惯的规律性和延续性。这就意味着，在孩子应该睡觉的时间，千万不能再带着他继续逛家居商店或是园艺店。

（2）在帮助孩子做出调整的日子里，尽量不要理睬孩子任何抗议的哭声，即使是因为搬家这件事已经造成了他不规律的睡眠。要知道，任何人对待新事物都会滋生出一定的恐惧与好奇心理，宝宝也不例外，只是程度不同而已，这往往会直接引起他诸如拒绝小睡、晚上难以入睡，夜间频繁醒来等问题。为此，父母的态度一定要坚决温和，并且一致，同时允许自己和孩子有1~2天的调整期，以适应新的环境。

（3）在这个转变的过程中，需要给予孩子更多的抚慰，增加晚上额外的安抚时间，开开夜灯，或是把门打开一条缝，这些都能帮助孩子镇定和放松下来。当然，在这么做的时候，一定要把握好度，不能让孩子认为这种额外的抚慰是无止境的。为此，父母需要提前设定一个时间期限，看到时间快到了，就要做好离开的准备。几天后，再逐渐地减少抚慰的时间，鼓励孩子回到以前健康的睡眠习惯中。

如果能够灵活运用上述这些办法，相信用不了几天时间，孩子的睡眠就能变得有规律了。

如何解决因弟弟（妹妹）诞生而产生的睡眠问题

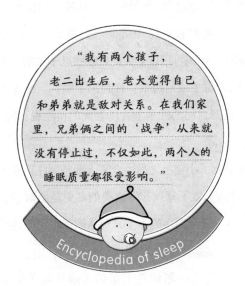

"我有两个孩子，老二出生后，老大觉得自己和弟弟就是敌对关系。在我们家里，兄弟俩之间的'战争'从来就没有停止过，不仅如此，两个人的睡眠质量都很受影响。"

Encyclopedia of sleep

让老大参与到老二出生前的过程中

"如果有了弟弟妹妹，爸爸妈妈就不疼我了。"这是很多老大对家里新添成员（弟弟或妹妹）的第一反应。本来睡得很好的宝宝，他的睡眠习惯也可能因为突如其来的压力而遭到破坏。

孩子都有一定的占有欲，敏感程度也较高，再加上之前一直是家里的核心，早已习惯了被众人呵护的生活，而弟弟（或妹妹）的出生势必会减少父母对他们的关爱，这种潜在的敌对心理很容易给老大造成压力，而老大受到压力不仅会表现出爱发脾气、爱耍赖、爱黏人、不讲道理等行为，还会直接影响到他的睡眠。

因此，父母千万不要因为孩子年纪小就忽略他的心理感受，而是要让他提前做好心理准备，慢慢接受弟弟（或妹妹）的出现。比如，在日常生活中，父母要潜移默化地帮助老大喜欢未来的弟弟（或妹妹）。早晨起床时，妈妈可以以老大的口吻跟肚子里的二宝聊聊天："小宝，我是你的哥哥（或姐姐），你起床了吗？"给老大喂饭时，妈妈可以把勺子送到自己的肚子上，以老大的口吻说："给小宝喝。"

简单地说，当肚子里有了小宝宝之后，全家人要特别注重老大的感受，"有了弟弟（或妹妹）就不喜欢你"之类的话更是绝对禁止。渐渐地，老大就会接受这个还未出生的小宝，也认同了自己即将成为哥哥（或姐姐）的身份。

再比如，父母可以和老大一起读关于弟弟（或妹妹）的童话书，或是让老大给妈妈肚子里的弟弟（或妹妹）讲故事，当然，还可以让老大愉快地参与到为弟弟（或妹妹）准备物品的过程中。和孩子努力搭建平等的关系，让孩子更多地参与到家庭决策中来，这一点非常重要。

弟弟（或妹妹）出生后，针对老大睡眠问题的对策

在很多有两个孩子的家庭中经常会出现这样一幕：弟弟（或妹妹）出生后，到了晚上，老大常常表现得不想上床睡觉。也许，父母并不是不知道老大的心思。妈妈为了弟弟（或妹妹），缩短了自己的睡眠时间，而老大只是想和爸爸、妈妈多待一会儿。

其实，老二出生后，大部分老大出现的睡眠问题从根本上说都是心理问题。作为父母更应该注意观察老大是否受到心理伤害。如果父母对那个伤害佯装不知，老大的心理发展就会受到影响，进而还会产生包括睡眠问题在内的许多问题。因此，父母应当注意以下事项：

睡 眠 新 主 张

假如单凭夫妻俩的力量实在无法顾及两个孩子，那么，就要尽量动员所有亲戚，请求大家暂时给予两个孩子无微不至的关怀。这样做，换来的无疑是未来几年，甚至是更长时间的幸福生活。

1. 努力让老大保持之前的睡眠习惯

如果为了哄老二睡觉而改变老大的睡眠习惯，就会让老大的睡眠状况变得更糟糕。此时，可以让爸爸像从前一样哄老大睡觉，妈妈陪着老二；或者让爸爸留在老二身边，妈妈哄老大睡觉。

2. 和老大约定睡觉的时间

如果老大已经认识数字了，就用电子表设定时间。然而，事情的发展并非总是如你所愿，即使到了约定的睡眠时间，老大也可能会哭着要赖，一副不达目的不罢休的样子。为此，需要给予恰当的奖与罚。比如，如果老大听妈妈的话去睡觉，就给他一张贴纸，集齐若干张贴纸后，就可以向妈妈索要之前约定的礼物。如果老大不遵守约定的时间，妈妈就收回一张贴纸，让他学会反省。

如果宝宝实在不想睡觉，就会使出各种可爱的协商战略，比如"我想喝水""我想去卫生间""我还没跟爸爸、妈妈说晚安"……如果父母顺从了宝宝，不仅很难哄他睡觉，就连一向遵守约定的父母也会失去威严；如果父母不顺从宝宝，似乎又有些残酷，陷入进退两难的境地。

在这种情况下，当然是遵守原则比较好。不过，一定要灵活运用。一般来说，在宝宝还很小的时候，培养睡眠习惯的方法只需要有计划即可。当宝宝长大一些后，就要准备各种各样的方法，并且考虑到各种变数。

性格不同的孩子，如何对待其睡眠问题

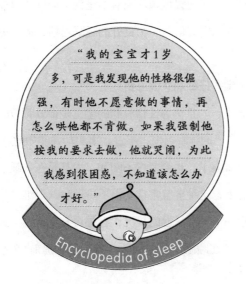

"我的宝宝才1岁多，可是我发现他的性格很倔强，有时他不愿意做的事情，再怎么哄他都不肯做。如果我强制他按我的要求去做，他就哭闹，为此我感到很困惑，不知道该怎么办才好。"

Encyclopedia of sleep

对待倔强的宝宝，需要更多的耐心

育儿专家一直在强调，宝宝的性格不同，养育方法也应该不同。睡眠训练也遵循这个道理。那些性格倔强的宝宝，往往不容易接受任何训练，当然包括睡眠训练在内，他们总是非要妈妈顺着自己的意愿。

诚然，父母需要尽可能地尊重孩子的感受、愿望及习惯，就像我们需要尊重自己一样，但是父母也要引导孩子理解他人、体谅他人，并潜移默化地培养孩子这方面的意识。

为此，父母一定要铭记，妥协只会让情况更糟糕。在孩子长大成人、成熟之前，他根本不知道什么才是对自己有帮助的。因此，当孩子提出不合理的要求时，大人一味地顺从绝对不是为了他好。很多时候，为了更好地帮助倔强的宝宝培养一个良好的睡眠习惯，需要更多的时间和耐心。

对待性格温和的宝宝，仔细观察很重要

在很多父母的观念里，一直认为性格温和的宝宝是很好管教的，也很容易养成一套适合自己的睡眠习惯，不过，事实却并非如此。

有时候，温顺的宝宝累了，也会变得不随和，尤其是在入睡难或是半夜频繁醒来的情况下，这种宝宝常常变得不可理喻，很难顺从。为此，父母要仔细留意一下宝宝最近的状况，看是否有干扰宝宝睡眠的因素。如果觉得孩子存在睡眠不足的问题，就要至少提前1个小时开始进行睡前程序。

如何解决旅行中突然出现的睡眠问题

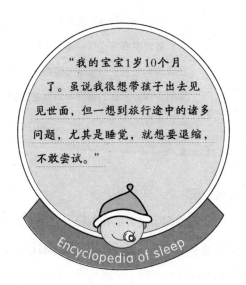

"我的宝宝1岁10个月了。虽说我很想带孩子出去见见世面，但一想到旅行途中的诸多问题，尤其是睡觉，就想要退缩，不敢尝试。"

Encyclopedia of sleep

　　很多父母都希望有一天可以带着心爱的宝宝一起去度假，可是一说到这个话题就会满心顾虑：孩子能否在飞机上安然入睡？上了火车，孩子会不会到处乱跑，干扰别人？怎样才能让孩子在乘汽车的旅途中保持清醒，以便他到到达目的地时，在晚上能够按正常时间睡觉？一想到宝宝在旅行途中可能出现的睡眠问题，就会陷入两难境地，是出发还是留在家里呢？

　　事实上，如果父母从来不给自己，也不给孩子一个机会，那么，这些顾虑只会让你瞻前顾后，永远难以迈出第一步。

在旅行的途中

当然，也许很多父母会说："我的孩子一到陌生环境就会变得很兴奋，想要跟平时一样哄他睡觉，简直是做梦。"不可否认，这种情况是存在的，孩子的睡眠习惯很可能会被突如其来的改变打破，但这只是偶尔的一两个晚上。

不过，如果你已经为孩子建立起了良好的睡眠模式，那么，旅行途中的睡眠干扰往往不太可能将之打破。另外，即使在旅游地，父母也要尽量遵守家里的睡眠时间和计划表哄宝宝睡觉，这样孩子在陌生的地方，并且是该睡觉的时间段，才可能睡得更好，而且这对避免宝宝晚上频繁醒来也是相当重要的。

既然是度假，就是为了享受乐趣，所以。在尽量遵守孩子的睡眠常规时，也不要使自己陷入困境。如果晚上想到外面去吃饭，而孩子通常在晚上8点左右就要睡觉，那么就早点出去吃饭好了。

另外，还要保证准备了孩子睡眠所习惯的所有安慰品，可以是孩子心爱的玩具、睡前习惯读的故事书、随身携带的毛绒玩具等，这些有利于孩子更好地入睡。

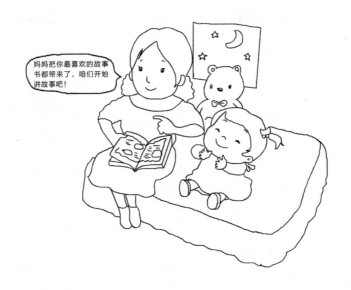

旅行回来后

亲子旅游回来后，很多妈妈会发现这样一个现象：自己的宝宝很难回到日常生活的状态中。

在这种情况下，很多父母认为这只是暂时现象，于是使用和之前不一样的方式哄宝宝睡觉。不过，父母不一样的行为往往会给孩子习惯性的行为带来混乱。专家指出，如果这种混乱的状况持续超过3天，宝宝就会丢掉很多从前值得保持的睡眠习惯。

事实上，亲子旅行回来后，最好做与旅行前相同的睡眠训练。若是实在难以做到，也要尽量保持相似的睡眠程序。尤其关键的是，为了避免让宝宝出现更多的睡眠混乱，请尽量在3天之内迅速回到原来的睡眠训练方法中。